U0257440

绘涂前言

- 人体结构精妙绝伦。

- 局部解剖学是临床医学最基础的课程之一，具有很强的实用性，但人体解剖学名词众多，各结构间的位置毗邻复杂，枯燥难记。本书将"动眼观察、动手绘涂、动脑记忆"通过一束彩色铅笔融为一体，旨为帮助医学生轻松掌握局部解剖学。

- 《绘涂局部解剖学》以人体各个部位为主线，将其核心内容拆分为 31 个章节的插图页面，每个页面包含与本章节直接相关的多幅插图。

- 绘涂工具首选 12 色彩色铅笔，也可用单色铅笔绘涂出明暗不一、浓淡相宜的色差效果。请在每个结构的边界内绘涂，涂色后的图中标注应清晰可见。建议用红色显示动脉，蓝色显示静脉，黄色显示神经，绿色显示淋巴管。针对同一类结构（如动脉或脊神经），可根据结构的差异绘涂不同的颜色。建议用浅色绘涂较大结构，浓艳色彩绘涂细小的结构。此外，推荐以艳丽的色彩绘涂较生疏的结构，不必刻意绘涂每一个结构。

- 在插页中配有与本章节相关的主要结构名称，名称后带一字母（a~z 和 a`~z`，相关的结构也可能出现 a_1、a_2 等），相应的标注字母多在插图中的结构内或有一箭头指示。在每个结构名称前均有一"○"，请用相同的颜色绘涂"○"和图中所标注的结构。

- 封底的绘涂示例仅供参考。

- 愿随心动，涂伴我行。

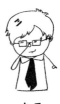

光哥

2016 年仲夏於北医

目　录

愿随心动，涂伴我行！

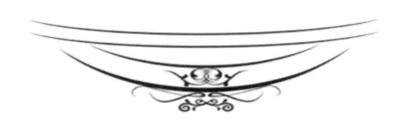

第一章 头 部

面部和颅部

一、境界与分区

分区	分界线
头部和颈部	下颌底、下颌角、乳突、上项线、枕外隆凸的连线
颅部（后上方）和面部（前下方）	眶上缘、颧弓上缘、外耳门上缘和乳突的连线

二、额顶枕区头皮的层次

皮肤、浅筋膜、帽状腱膜、腱膜下疏松结缔组织（腱膜下间隙）和颅骨外膜。头皮撕脱伤也多沿腱膜下疏松结缔组织层分离，严重的头皮撕脱伤可将头皮连同部分骨膜一并撕脱。

三、头肌（面肌、咀嚼肌）

1. **咀嚼肌**：包括咬肌、颞肌、翼内肌、翼外肌。作用：咬肌、颞肌、翼内肌都可上提下颌骨（闭口）；颞肌后部纤维可拉下颌骨向后。两侧翼外肌收缩，使下颌骨前伸；一侧翼外肌收缩，可使下颌骨向对侧侧方运动。**神经支配**：三叉神经的咀嚼肌神经。

2. **面肌**：又称**表情肌**，属于皮肌，大多起于颅骨，止于头面部皮肤，呈环形或辐射状排列于眼、耳、鼻、口周围，收缩时牵拉皮肤，开大或关闭孔裂，并可做出喜、怒、哀、乐等各种表情。

枕额肌：包括位于额部皮下的额腹和位于枕部皮下的枕腹，以及连于两者间的**帽状腱膜**。额腹收缩可提眉、皱额。

四、脑血管

1. **脑的动脉**：来自颈内动脉和椎动脉，它们的分支均分为皮质支（营养皮质及其下的髓质）和中央支（供应基底核、内囊和间脑等）。

颈内动脉：供应大脑半球前 2/3（以顶枕沟为界）和部分间脑。

椎动脉：供应大脑半球后 1/3、部分间脑、小脑和脑干。

2. **脑的静脉**：脑的静脉壁薄无瓣膜，不与动脉伴行，分浅、深 2 组。

浅静脉：收集皮质及浅层白质的静脉血，在脑表面汇成一些大的大脑浅静脉，注入邻近的硬脑膜窦（如上矢状窦、海绵窦和横窦等）。

深静脉：收集大脑深部白质、基底核、间脑、脉络丛等处的血液，在胼胝体下方合成一条**大脑大静脉**（Galen 静脉）向后注入直窦。

硬脑膜静脉窦：又称硬脑膜窦，包括上/下矢状窦、海绵窦、直窦、横窦、乙状窦、窦汇、岩上/下窦等，为硬脑膜的两层在某些部位分开，内衬内皮细胞，构成特殊的颅内静脉管道，输送颅内静脉血。窦内无瓣膜，窦壁无平滑肌，不能收缩，故硬脑膜窦损伤时出血较多。

五、海绵窦

1. **位置**：位于蝶鞍两侧，前达眶上裂内侧部，后至颞骨岩部尖端。

2. **通过的结构**：海绵窦的外侧壁内，自上而下依次为动眼神经（Ⅲ）、滑车神经（Ⅳ）、眼神经（V_1）、上颌神经（V_2），窦内有颈内静脉和展神经（Ⅵ）通过。海绵窦一旦发生病变或损伤，可出现海绵窦综合征，即上述神经麻痹或神经痛、结膜充血及眼睑视盘水肿。

面部和颅部

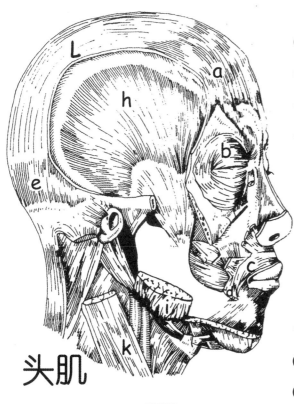

头肌

- ○ 额肌 a
- ○ 眼轮匝肌 b
- ○ 口轮匝肌 c
- ○ 降口角肌 d
- ○ 枕肌 e
- ○ 笑肌 f
- ○ 颧肌 g
- ○ 颞肌 h
- ○ 咬肌 i
- ○ 颈阔肌 j
- ○ 胸锁乳突肌 k
- ○ 帽状腱膜 L

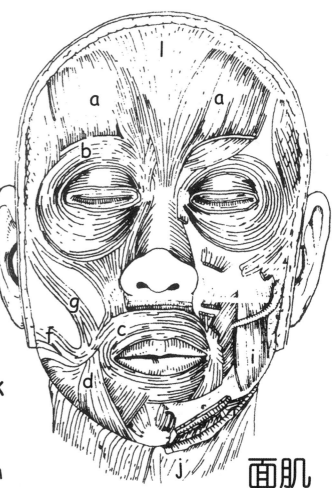

面肌

- ○ 上矢状窦 m
- ○ 乙状窦 n
- ○ 大脑中动脉 o
- ○ 脑膜中动脉 p
- ○ 颈外动脉 q
- ○ 颈内动脉 r
- ○ 颈总动脉 s
- ○ 椎动脉 t
- ○ 垂体 u
- ○ 蝶窦 v
- ○ 端脑颞叶 w

脑血管

- ○ 眼神经 y
- ○ 动眼神经 x
- ○ 上颌神经 z

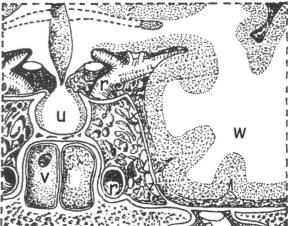

海绵窦

腮腺咬肌区

一、腮腺

腮腺位于面侧部皮下，左右各一。腮腺外形不规则，似一倒立的锥体，上宽下尖。腮腺浅叶的肿瘤，位置表浅，易于早期诊断；深叶肿瘤，可向口腔内咽侧壁方向膨隆。由于腮腺紧邻外耳道，所以腮腺脓肿常可蔓延至外耳道和中耳，反之外耳道感染亦可扩散至腮腺。

1. **腮腺导管**：自腮腺浅部前缘发出，长 3.5～5.0 cm，直径约 0.3 cm，在距颧弓下缘约 1.5 cm 处横行向前越过咬肌表面，至咬肌前缘急转向内侧，穿颊脂体、颊肌，开口于与上颌第二磨牙牙冠相对的对颊黏膜上的腮腺导管乳头。可经此乳头插管，进行腮腺管造影。

2. **腮腺床**：由腮腺深面的茎突诸肌及颈内动、静脉，舌咽、迷走、副及舌下神经共同形成。

3. **腮腺鞘**：腮腺咬肌筋膜为颈深筋膜浅层向上的延续，分为浅层与深层，包被腮腺形成**腮腺鞘**。在腮腺前缘处，浅深两层融合，向前覆盖于咬肌表面，称咬肌筋膜。

腮腺鞘的浅层致密，发出许多小隔将腮腺分为许多小叶，正是由于这一解剖特点，临床上发生腮腺的急性炎症时，致密腺鞘使得肿胀的腺体不易向外膨胀，由此刺激张力感受器，造成剧烈的疼痛，炎症化脓时可使腮腺小叶成为独立散在的小脓灶，所以在诊断时，不能单纯依靠波动感作为化脓的指征，在切开排脓时，须注意引流每一脓腔腮腺鞘的致密浅层；深层较为薄弱，腮腺炎化脓时脓液易向深部扩散，形成咽旁脓肿或穿向颈部。

4. **腮腺的血液供应、神经及淋巴**：腮腺的动脉来自于颈外动脉。感觉神经来自颈丛的耳大神经及耳颞神经，交感神经来自交感干颈上节，副交感神经来自耳神经节的节后纤维。腮腺内含有浅、深两群淋巴结，其输出管最终汇至颈深上淋巴结与锁骨上淋巴结。由于腮腺淋巴结所在的解剖位置关系，在临床上要注意区分腮腺肿瘤与腮腺淋巴结炎。不要将腮腺淋巴结炎误诊为腮腺肿瘤。

二、面神经（Ⅶ）

面神经是以运动纤维为主的混合性神经，其进入腮腺内分支的纤维成分均为运动纤维。面神经在腮腺内主干常分为颞面干与颈面干，再分为 5 组分支，即**颞支、颧支、颊支、下颌缘支和颈支**，支配面部表情肌。

面神经在颅外的行程中，因穿腮腺而分 3 段。第 1 段长 1.0～1.5 cm，自茎乳孔至入腮腺以前；第 2 段即腮腺内段，分上、下两干，发出颞、颧、颊、下颌缘、颈 5 组分支；第 3 段是穿出腮腺以后的部分，呈扇形分为 5 组分支，支配面肌。

三、穿经腮腺的结构

1. **纵行者**：颈外动脉，颞浅动、静脉，下颌后静脉及耳颞神经。

2. **横行者**：上颌动、静脉，面横动、静脉，面神经及其分支。

四、咬肌和颞肌

咬肌外形大致呈四边形，由浅、中、深三层组成。咬肌的后上部为腮腺浅部覆盖，表面覆以咬肌筋膜，浅面有面横动静脉、腮腺管、面神经颊支和下颌缘支横过。

名称	作用	神经
咬肌	上提下颌骨	咬肌神经
颞肌	前部纤维上提下颌骨，后部纤维拉下颌骨向后	颞深神经

腮腺咬肌区

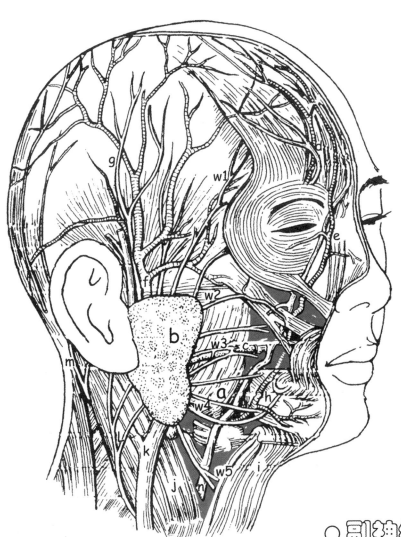

○ 咬肌 a
○ 腮腺 b
○ 腮腺管 c
○ 眶上动脉 d
○ 内眦动脉 e
○ 颞浅动脉 f
○ 耳颞神经 g
○ 面动脉 h

面神经 W
○ 颞支 w1
○ 颧支 w2
○ 颊支 w3
○ 下颌缘支 w4
○ 颈支 w5

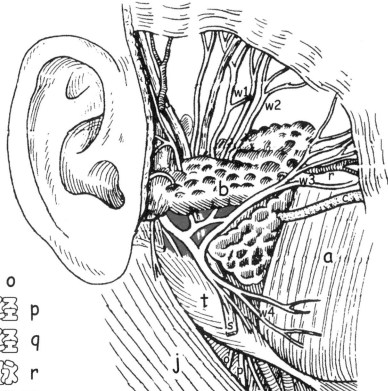

○ 颈阔肌 i
○ 胸锁乳突肌 j
○ 颈外静脉 k
○ 耳大神经 l
○ 枕小神经 m
○ 面总静脉 n

○ 副神经 o
○ 迷走神经 p
○ 舌下神经 q
○ 面横动脉 r
○ 下颌后静脉 s
○ 二腹肌后腹 t
○ 颈外动脉及分支 u

面部血管

一、面部的动脉

颈外动脉至下颌颈平面分为上颌动脉、颞浅动脉两终支。

1. **面动脉**：在颈动脉三角内，于舌骨大角稍上方起自颈外动脉，穿经下颌下三角，在咬肌止点前缘处，绕下颌体下缘处进入面部，经口角和鼻翼外侧至内眦，易名为内眦动脉。

2. **上颌动脉**：为颈外动脉的两终支之一。该动脉在腮腺内，平下颌颈高度起自颈外动脉，走向前内，经颞肌和翼外肌之间，达上颌结节的后方，经翼上颌裂进入翼腭窝。上颌动脉以翼外肌为标志分为三段。

二、面部的静脉

1. **面静脉**：起自内眦静脉，伴行于面动脉的后方，至下颌角下方与下颌后静脉的前支汇合，然后穿颈深筋膜浅层注入颈内静脉（眶下动脉：与眶下神经伴行→经眶下孔到面部）。

2. **下颌后静脉**：在腮腺内，由颞浅静脉和上颌静脉汇合而成，前支与面静脉汇合，注入颈内静脉；后支与耳后静脉汇合成颈外静脉。

3. **翼静脉丛**：位于颞下窝内，在翼内肌、翼外肌和颞肌之间，围绕在上颌动脉的周围，其主要的输出静脉是上颌静脉，还可经卵圆孔静脉丛及破裂孔静脉丛与颅内的海绵窦相通，并借面深静脉与眼下静脉和面静脉吻合。

4. **上颌静脉**：粗而短，起自翼静脉丛，向后在下颌支后缘处，与颞浅静脉汇合成下颌后静脉。下颌后静脉穿腮腺向下，与腮腺下端穿出，分为前后两支，前支汇入面静脉，后支与耳后静脉、枕静脉汇合成**颈外静脉**。

三、三叉神经

三叉神经是最粗大的一对脑神经，为混合性神经，大部为感觉纤维，小部为运动纤维。感觉纤维中的大部分传导口腔颌面部、头皮及硬脑膜等的躯体感觉，运动纤维支配咀嚼肌（咬肌、颞肌、翼内肌及翼外肌）等的运动。三叉神经分为眼神经、上颌神经和下颌神经 3 支。

1. **眼神经**（V_1）：为三叉神经中最细小者，属于感觉神经，经眶上裂入眶，分布于额部、眶、眼球、泪腺、结膜、上睑及鼻背。

2. **上颌神经**（V_2）：属于感觉神经。起自三叉神经节，经圆孔出颅，进入翼腭窝，经眶下裂入眶更名为眶下神经，行于眶下沟、眶下管内，出眶下孔达面部。

3. **下颌神经**（V_3）：混合性神经，由感觉及运动神经纤维组成，为三叉神经最粗大的分支。下颌神经自三叉神经节发出，经卵圆孔出颅，发出的主要分支有**耳颞神经、舌神经和下牙槽神经**等。

四、面部的间隙

间隙名称	内容物
咬肌间隙	咬肌的血管神经
翼下颌间隙	下牙槽神经、动脉、静脉及疏松结缔组织
舌下间隙	舌下腺、下颌下腺的深部及腺管、下颌下神经节、舌神经、舌下神经和舌下血管

头部思考题

1. 头顶部外伤造成流血不止及头皮损伤较深需要逐层缝合的解剖学基础是什么？

2. 硬膜外血肿的解剖学基础是什么？

3. 面部危险三角区的感染蔓延至颅内的解剖学途径是什么？

4. 腮腺的位置、毗邻，腮腺肿瘤导致面瘫的解剖学基础是什么？

面部血管

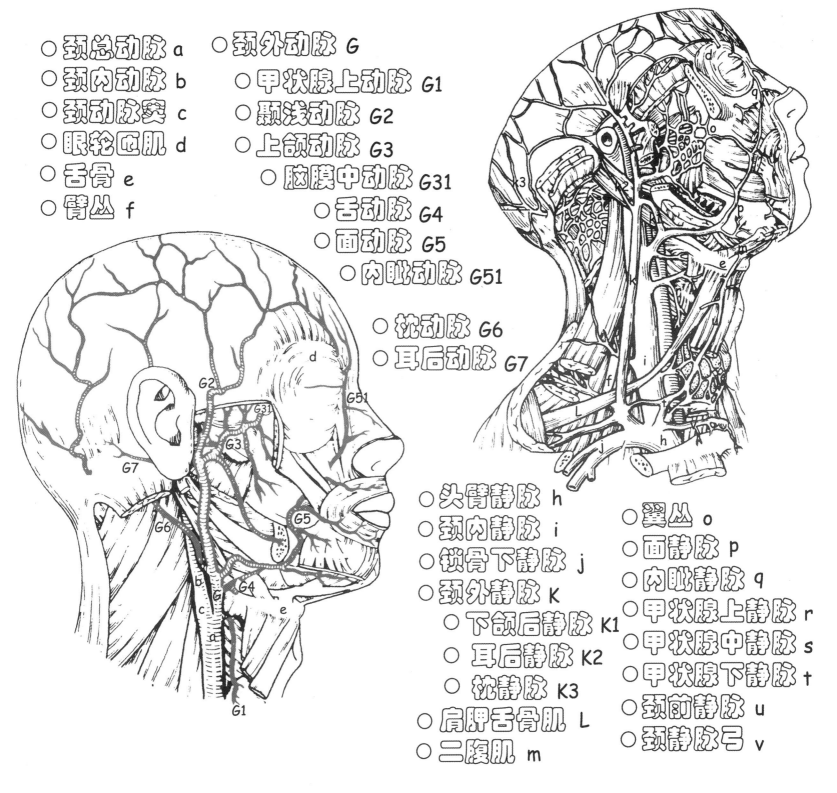

- ○ 颈总动脉 a
- ○ 颈内动脉 b
- ○ 颈动脉窦 c
- ○ 眼轮匝肌 d
- ○ 舌骨 e
- ○ 臂丛 f

- ○ 颈外动脉 G
  - ○ 甲状腺上动脉 G1
  - ○ 颞浅动脉 G2
  - ○ 上颌动脉 G3
    - ○ 脑膜中动脉 G31
  - ○ 舌动脉 G4
  - ○ 面动脉 G5
    - ○ 内眦动脉 G51
  - ○ 枕动脉 G6
  - ○ 耳后动脉 G7

- ○ 头臂静脉 h
- ○ 颈内静脉 i
- ○ 锁骨下静脉 j
- ○ 颈外静脉 K
  - ○ 下颌后静脉 K1
  - ○ 耳后静脉 K2
  - ○ 枕静脉 K3
- ○ 肩胛舌骨肌 L
- ○ 二腹肌 m

- ○ 翼丛 o
- ○ 面静脉 p
- ○ 内眦静脉 q
- ○ 甲状腺上静脉 r
- ○ 甲状腺中静脉 s
- ○ 甲状腺下静脉 t
- ○ 颈前静脉 u
- ○ 颈静脉弓 v

7

第二章 颈 部

颈深筋膜和颈部浅层

一、颈部分区

分区	境界		内容
颈前区	内侧界	颈前正中线	舌骨上区（颏下三角、下颌下三角）和舌骨下区（颈动脉三角、肌三角）
	外侧界	胸锁乳突肌前缘	
	上 界	下颌骨下缘	
胸锁乳突肌区	胸锁乳突肌所覆盖的区域		
颈外侧区	前 界	胸锁乳突肌后缘	枕三角和锁骨上三角
	后 界	斜方肌前缘	
	下 界	锁骨上缘	

二、颈深筋膜

颈深筋膜是位于颈浅筋膜和颈阔肌深面的深筋膜、包绕颈和项部的肌肉和器官，分为浅、中、深三层。

分层	名称	形成的结构
浅层	封套筋膜	斜方肌、胸锁乳突肌、下颌下腺和腮腺筋膜鞘
中层	气管前层（气管前筋膜或内脏筋膜）	甲状腺鞘、甲状腺悬韧带
深层	椎前层（椎前筋膜）	腋鞘或颈腋管（包绕腋血管及臂丛）

三、颈丛

颈丛位于胸锁乳突肌上部深面、中斜角肌和肩胛提肌的浅面。分皮支和肌支，皮支包括耳大神经、枕小神经、颈横神经和锁骨上神经；膈神经是主要肌支，在胸膜顶前内侧、迷走神经外侧，经锁骨下动、静脉之间入胸腔。

胸锁乳突肌后缘中点，有4条皮神经浅出，此点是颈丛皮支（颈浅丛）阻滞麻醉的部位。

四、颈外静脉

颈外静脉由下颌后静脉后支、耳后静脉和枕静脉在下颌角附近汇合而成。颈外静脉末端虽有一对瓣膜，但不能阻止血液逆流，当上腔静脉血回流受阻时，可致颈外静脉怒张；颈外静脉穿深筋膜处，静脉与深筋膜彼此紧密愈着，当静脉壁受伤破裂时，管腔不易闭合，可致气栓。

颈部思考题

1. 颈丛神经阻滞麻醉的解剖学基础是什么？

2. 颈外静脉穿刺的解剖学基础是什么？

3. 甲状腺的位置、毗邻、血供是什么？甲状腺次全切除术后出现声音嘶哑的原因是什么？

颈深筋膜和颈部浅层

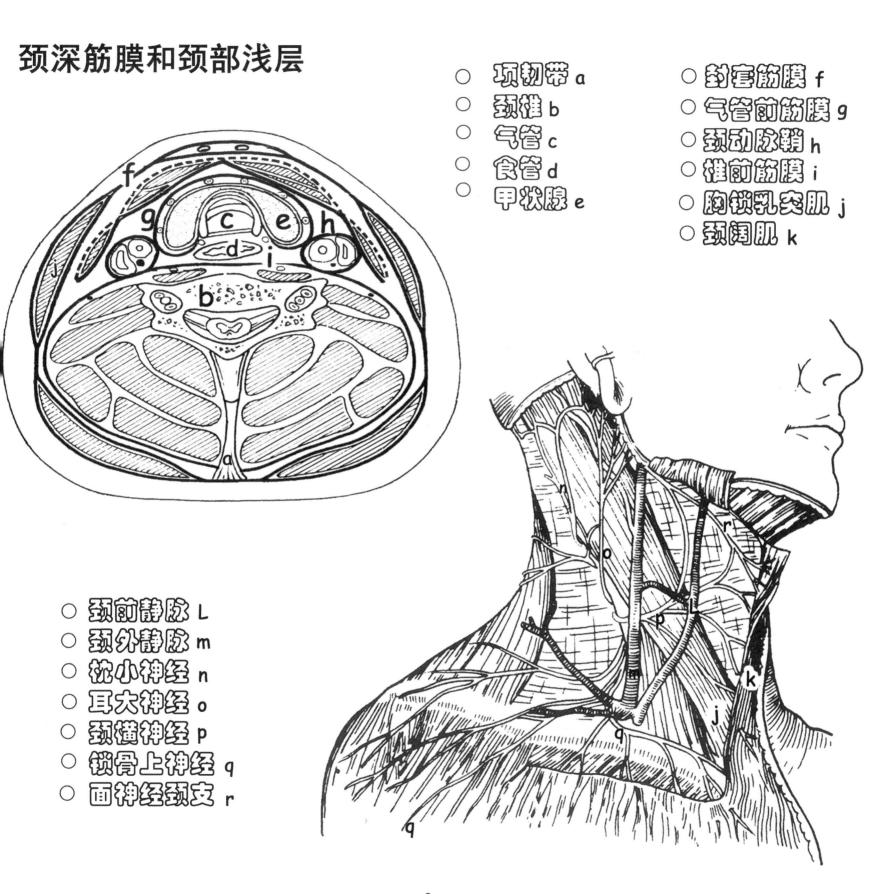

- 项韧带 a
- 颈椎 b
- 气管 c
- 食管 d
- 甲状腺 e
- 封套筋膜 f
- 气管前筋膜 g
- 颈动脉鞘 h
- 椎前筋膜 i
- 胸锁乳突肌 j
- 颈阔肌 k

- 颈前静脉 L
- 颈外静脉 m
- 枕小神经 n
- 耳大神经 o
- 颈横神经 p
- 锁骨上神经 q
- 面神经颈支 r

颈部肌群和颈根部

一、舌骨上区

舌骨上区分为下颌下三角和颏下三角。

1. **舌骨上肌群**：上提舌骨，协助吞咽，并可使舌升高。如舌骨固定，可拉下颌骨向下，协助张口。包括二腹肌、**下颌舌骨肌、茎突舌骨肌和颏舌骨肌**。

2. **下颌下三角**（二腹肌三角）：位于下颌骨下缘、二腹肌前腹和二腹肌后腹之间，内有下颌下腺、面动脉、舌动脉、面静脉（二腹肌后腹深面）、舌下神经、舌神经、下颌下神经节、下颌下淋巴结等结构。

3. **颏下三角**：位于左、右二腹肌前腹与舌骨体之间，底由下颌舌骨肌构成，顶为颈深筋膜浅层。三角内有 1～3 个淋巴结，患舌尖或唇部的恶性肿瘤时，癌细胞可直接转移到此淋巴结。

二、舌骨下区

舌骨下区分为颈动脉三角和肌三角。

1. **舌骨下肌群**：包括**胸骨舌骨肌、胸骨甲状肌、甲状舌骨肌和肩胛舌骨肌**。

2. **颈动脉三角**（肩胛舌骨肌舌骨三角）：位于胸锁乳突肌上份前缘、肩胛舌骨肌上腹和二腹肌后腹之间，内有颈总动脉、颈内动脉、颈外动脉、颈内静脉及其属支舌下神经及其降支、副神经、迷走神经、颈外侧深淋巴结等。

3. **肌三角**（肩胛舌骨肌气管三角）：位于颈前正中线、胸锁乳突肌下份的前缘和肩胛舌骨肌上腹之间，内有舌骨下肌群、甲状腺、甲状旁腺、气管颈部、食管颈部、颈前深淋巴结。

三、胸锁乳突肌区

胸锁乳突肌区为胸锁乳突肌覆盖的区域。

1. **胸锁乳突肌**：胸骨头起自胸骨柄前面，锁骨头起自锁骨内侧 1/3 上缘，止于乳突外面及上项线外侧 1/3。受副神经及第 2、3 颈神经前支的支配。

2. **颈丛**（$C_{1~4}$ 的前支）：位于胸锁乳突肌上部深面。

3. **颈袢**（$C_{1~3}$）：由上、下两根在肩胛舌骨肌中间腱上缘，适平环状软骨弓处、颈动脉鞘浅面合成。自颈袢发支支配肩胛舌骨肌上、下腹，胸骨舌骨肌和胸骨甲状肌。

4. **颈动脉鞘**：是颈筋膜在颈部大血管和迷走神经周围形成的筋膜鞘，内有颈总动脉、颈内动脉、颈内静脉及迷走神经等。

右迷走神经	在右颈总动脉和右颈内静脉之间，经锁骨下动脉第 1 段前面发出右喉返神经，勾绕右锁骨下动脉的下后方返回颈部
左迷走神经	在左颈总动脉和左颈内静脉之间下行入胸腔

四、颈根部

颈根部为胸锁乳突肌下部和锁骨上三角的深部结构，中心标志是前斜角肌。

1. **锁骨下动脉**：主要分支有椎动脉、胸廓内动脉和甲状颈干等。

2. **锁骨下静脉**：在第 1 肋外缘续于腋静脉，后与颈内静脉汇合为头臂静脉，汇合处的角为静脉角。

3. **胸导管**：沿食管颈部左缘上升出胸廓上口至颈部，平第 7 颈椎高度形成胸导管弓，经颈动脉鞘后方，锁骨下动脉、椎血管和交感干前方，弯向下内经锁骨下动脉的前方，注入左静脉角。

4. **右淋巴导管**：由右颈干、右锁骨下干、右支气管纵隔干汇合而成，注入右静脉角。

5. **胸膜顶**：位于锁骨内侧端上方，第 1 肋的内侧，高出锁骨内侧 1/3 上缘 2～3cm。从第 7 颈椎横突、第 1 肋颈和第 1 胸椎体连至胸膜顶的筋膜称为胸膜上膜，又称 Sibson 筋膜，起悬吊作用。当行肺萎陷手术时，须切断上述筋膜，才能使肺尖塌陷。

颈部肌群和颈根部

- ○ 胸锁乳突肌 a
- ○ 肩胛舌骨肌 b
- ○ 前斜角肌 c
- ○ 中斜角肌 d
- ○ 茎突舌骨肌 e
- ○ 胸骨舌骨肌 f
- ○ 肩胛提肌 g
- ○ 斜方肌 h

- ○ 舌骨 A
- ○ 寰椎 B
- ○ 气管 D
- ○ 食管 E

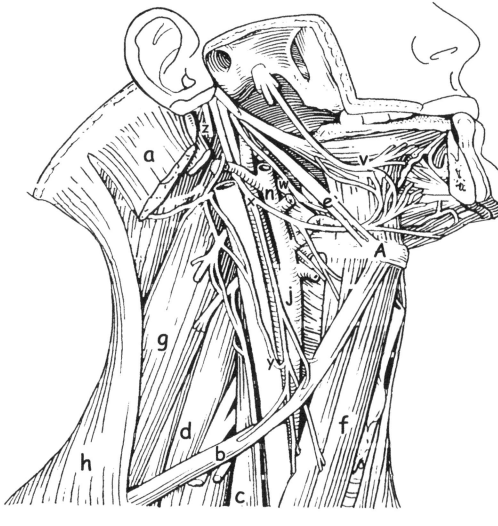

- ○ 颈总动脉 i
- ○ 锁骨下静脉 j
- ○ 锁骨下动脉 k
- ○ 胸廓内动脉 L
- ○ 椎动脉 m
- ○ 颈外动脉 n
- ○ 胸导管 o
- ○ 膈神经 p
- ○ 臂丛 q

- ○ 颈上神经节 r
- ○ 颈交感干 s
- ○ 迷走神经 t
- ○ 喉返神经 u
- ○ 舌神经 v
- ○ 舌咽神经 w
- ○ 舌下神经 x
- ○ 颈袢 y
- ○ 副神经 z

11

甲 状 腺

一、甲状腺

1. 位置：甲状腺两侧叶位于喉下部和气管上部的前外侧，上极平甲状软骨中点，下极至第6气管软骨，峡在第2~4气管软骨环的前方。当甲状腺肿大时，如向后内方压迫，可出现呼吸、吞咽困难和声音嘶哑；如向后外方压迫交感干时，可出现Horner综合征。

2. 被膜：甲状腺被气管前筋膜包绕形成甲状腺鞘，又称甲状腺假被膜，在侧叶内侧和峡部后面形成甲状腺悬韧带，将甲状腺固定于喉及气管壁上。因此，吞咽时甲状腺可随喉上、下移动，据此可触诊甲状腺。

3. 甲状腺上动脉与喉上神经：甲状腺上动脉起自颈外动脉起始处，与喉上神经外支伴行。喉上神经外支支配环甲肌。甲状腺手术应紧贴甲状腺上极结扎甲状腺上动脉，以免损伤喉上神经外支。

4. 甲状腺下动脉与喉返神经、喉下神经：甲状腺下动脉起自甲状颈干。左喉返神经勾绕主动脉弓后，在气管、食管之间的左侧旁沟内或其后方上行至腺的后方，多在甲状腺下动脉的后方与其交叉；右喉返神经勾绕右锁骨下动脉，向上内行。甲状软骨下角可作为寻找喉返神经的标志。结扎甲状腺下动脉时，应远离甲状腺，以免损伤喉返神经。

5. 甲状腺的静脉：甲状腺上静脉、甲状腺中静脉直接注入颈内静脉。甲状腺下静脉汇入头臂静脉。两侧甲状腺下静脉在气管前与峡部的属支吻合成甲状腺奇静脉丛。在峡下做低位气管切开术时应注意止血。

二、甲状旁腺

甲状旁腺为两对扁圆形小体，通常位于甲状腺侧叶的后面，真假被膜之间的结缔组织内，有时位于甲状腺实质内。上甲状旁腺多位于甲状腺内缘后方的上、中1/3交界处；下甲状旁腺位于甲状腺侧叶下1/3的后面。

三、颈部淋巴引流

部位	主要淋巴结	位置	注入	引流范围
颈上部	下颌下淋巴结	下颌下腺附近	颈外侧上、下深淋巴结	眼、鼻、唇、牙、舌及口底的淋巴
	颏下淋巴结	颏下三角内	下颌下、颈内静脉二腹肌淋巴结	颏部、下唇中部、口底及舌尖等处淋巴
	腮腺淋巴结	腮腺表面及实质内	颈外侧浅、颈深上淋巴结	面部、耳郭、外耳道等处的淋巴
	枕淋巴结	枕部皮下、斜方肌起点的浅面	颈外侧浅、深淋巴结	项部、枕部的淋巴
	乳突淋巴结	耳后、胸锁乳突肌上端浅面		颞、顶、乳突区及耳郭的淋巴
颈前区	颈前浅淋巴结	沿颈前静脉排列	颈外侧下深淋巴结或锁骨上淋巴结	舌骨下区的浅淋巴
	颈前深淋巴结	分布于喉、甲状腺和气管颈部的前方及两侧	颈外侧上、下深淋巴结	甲状腺、喉、气管和食管颈部等处淋巴
颈外侧区	颈外侧浅淋巴结	沿颈外静脉排列	颈外侧深淋巴结上群	腮腺、枕部及耳后部的淋巴
	颈外侧上深淋巴结	颈内静脉二腹肌淋巴结	颈外侧下深淋巴结，或直接注入颈干	鼻咽部、腭扁桃体及舌根部的淋巴
		副神经淋巴结		耳后的淋巴
	颈外侧下深淋巴结	颈内静脉肩胛舌骨肌淋巴结	颈干	舌尖部的淋巴
		锁骨上淋巴结		颈外侧上深淋巴结的输出管及气管的淋巴
		Virchow淋巴结		食管下部和胃的淋巴

甲状腺

- ○ 甲状腺 a
- ○ 甲状旁腺 b
- ○ 食管 c
- ○ 气管 d
- ○ 上腔静脉 e
- ○ 舌骨 j
- ○ 甲状软骨 k
- ○ 头臂干 m
- ○ 颈总动脉 n
- ○ 锁骨下动脉 o
- ○ 颈内动脉 p
- ○ 颈内静脉 q

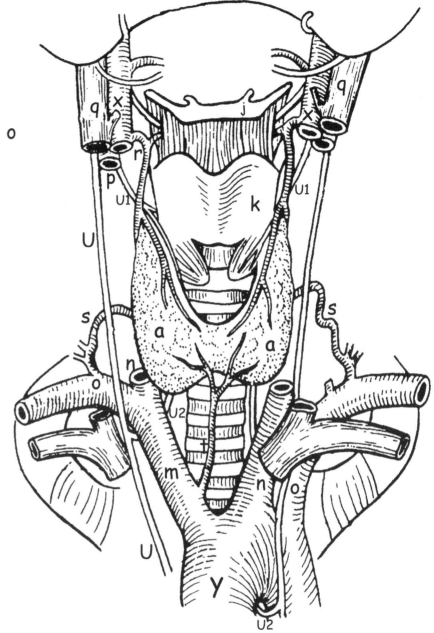

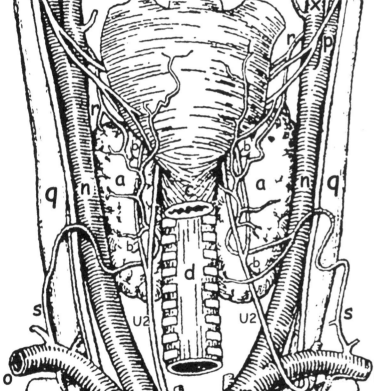

- ○ 甲状腺上动脉 r
- ○ 甲状腺下动脉 s
- ○ 甲状腺最下动脉 t
- ○ 颈外动脉 x
- ○ 主动脉弓 y
- ○ 迷走神经 U
- ○ 喉上神经内支 U1
- ○ 喉返神经 U2

13

第三章 胸　部

胸壁和胸膜

一、胸壁

胸壁由胸廓和软组织构成。胸廓由胸骨、肋、胸椎及其骨连结组成。12 对肋参与围成胸廓，肋与肋之间为肋间隙。第 5~8 肋曲度大，易发生骨折。骨折断端如向内移位，可刺破胸膜和肋间血管神经，甚至刺破肺而引起血胸、气胸或肺不张。

1. 皮神经：主要包括锁骨上神经和肋间神经。

神经	来源	分布
锁骨上神经	脊神经、颈丛 C_3~C_4	分布于胸前区上部和肩部皮肤
肋间神经	脊神经、T_1~T_{12}	外侧皮支分布于胸外侧区和胸前区外侧部
		前皮支分布于胸前区内侧部

肋间臂神经与肋间神经外侧皮支：第 2 肋间神经的外侧皮支，行向外侧经腋窝至臂上部内侧，分布于腋窝底和臂上部内侧皮肤，称为**肋间臂神经**。

第 4~6 肋间神经外侧皮支还发出乳房外侧支至乳房。

2. 肋间神经皮支：分布呈现明显的节段性，如 T_2 平对胸骨角平面、T_{10} 平对脐平面等，该特点有助于测定麻醉平面和诊断脊髓损伤的节段。

二、女性乳房

1. 位置：成年女性乳房位于第 2~6 肋高度，胸大肌和胸肌筋膜的表面，浅筋膜浅、深两层之间，自胸骨旁线向外可达腋中线。由皮肤、脂肪和纤维结缔组织、乳腺构成。每一乳腺叶有一输乳管，呈放射状排列，乳房脓肿切开引流时，常以乳头为中心作放射状切口，以免损伤输乳管。

2. 乳房悬韧带（Cooper 韧带）：乳腺周围的结缔组织发出许多纤维束，一端连于皮肤和浅筋膜浅层，另一端连于浅筋膜深层。乳腺癌时，肿瘤可能侵及此韧带，韧带缩短，使其表面出现小凹陷，呈"酒窝征"，是乳腺癌的重要体征之一。

3. 动脉：包括胸廓内动脉的肋间前支、腋动脉的分支（胸肩峰动脉、胸外侧动脉、胸背动脉等）和第 1~4 对肋间后动脉的前穿支。

4. 乳房的淋巴引流：女性乳房淋巴管丰富，主要注入腋淋巴结。乳腺癌发生淋巴转移时，可侵犯腋淋巴结和胸骨旁淋巴结。如果淋巴引流受阻，肿瘤细胞可转移至对侧乳房或肝。

淋巴管	汇入淋巴结
乳房外侧部和中央部	胸肌淋巴结（乳房淋巴引流的主要途径）
乳房上部	尖淋巴结和锁骨上淋巴结
乳房内侧部	部分汇入胸骨旁淋巴结
乳房内下部	膈上淋巴结前组，通过腹前壁和膈下的淋巴管与肝淋巴管交通相吻合
左、右两侧乳房皮下淋巴网相互之间有广泛的连通	

三、胸膜

脏胸膜：被覆于肺的表面，与肺紧密结合，并深入叶间裂内。

壁胸膜：包括**肋胸膜、膈胸膜、纵隔胸膜和胸膜顶**。

1. 胸膜腔：由脏、壁胸膜在肺根处互相延续、共同围成的密闭窄隙，左、右各一，互不相通，内为负压。在胸壁发生穿透伤时，胸膜腔内负压立即转为大气压，造成开放性气胸。

2. 胸膜隐窝：在壁胸膜各部相互转折处，肺缘不能伸入其内，即形成胸膜隐窝。

3. 肋膈隐窝：肋胸膜下缘与膈胸膜返折处形成的潜在性腔隙，呈半环形，后部较深，是胸膜腔的最低点，深吸气时肺缘不能伸入其内。各种原因引起的胸腔积液，液体首先积存于此处。

胸壁和胸膜

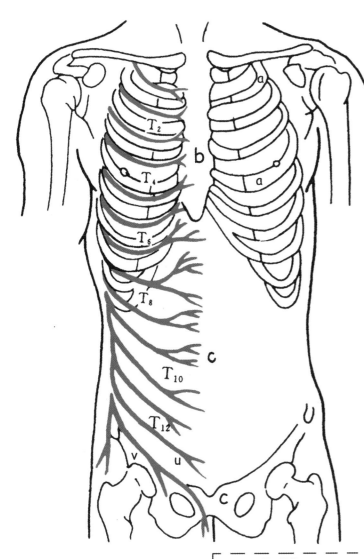

○ 肋 a
○ 胸骨 b
○ 骨盆 c
○ 气管 d
○ 胸腺 e
○ 心室 f
○ 右心房 g
○ 上腔静脉 h
○ 头臂静脉 i
○ 肺动脉干 j
○ 主动脉 k
○ 膈神经 L
○ 迷走神经 m
○ 冠状动脉 n
○ 膈 o

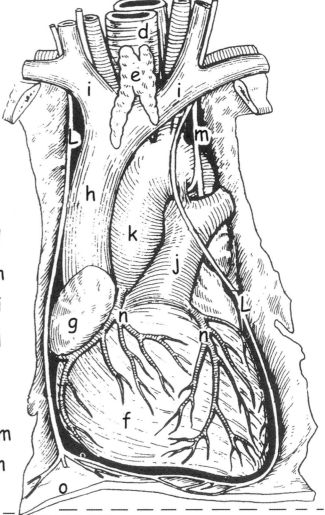

○ 胸神经 T
　○ 肋间神经 T₁₋₁₁
　○ 肋下神经 T₁₂
○ 髂腹下神经 u
○ 髂腹股沟神经 v

○ 皮肤 a`
○ 浅筋膜 b`
○ 胸壁肌 c`
○ 肋间外肌 d`
○ 肋间内肌 e`
○ 肋骨 f`

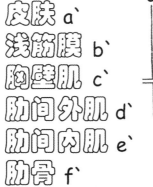

○ 脏胸膜 g`
○ 胸膜腔 h`
○ 壁胸膜 i`
○ 胸内筋膜 j`
○ 肋间最内肌 k`
○ 肋间后静脉 L`
○ 肋间后动脉 m`
○ 肋间神经 T`

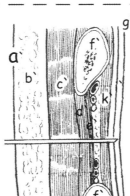
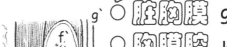

肺

一、位置和形态

位于胸腔内，纵隔两侧，左右各一。

1尖	肺尖	超出锁骨内 1/3 上方 2 ~ 3cm
1底	肺底	凹向上正对膈穹窿
2面	肺面	外侧面（肋面）；内侧面（纵隔面）
3缘	肺缘	后缘（钝）；前缘（锐）；下缘（锐）
3裂	肺裂	左肺有斜裂；右肺有斜裂和水平裂
5叶	分叶	左肺（上叶、下叶）和右肺（上叶、中叶、下叶）

1. **肺门**：两肺纵隔面中部的凹陷，有主支气管、肺动静脉、支气管动静脉、淋巴管和肺丛等出入。

2. **肺根**：出入肺门的各结构外包以胸膜形成肺根。

出入肺门的结构排列：从前向后——上肺静脉、肺动脉、主支气管和下肺静脉；从上向下——左肺根是肺动脉、主支气管、上肺静脉和下肺静脉，右肺根是上叶支气管、肺动脉、中下叶支气管、上肺静脉和下肺静脉。

二、体表投影

肺的前界和后界相当于肺的前缘和后缘。

肺根前方平对第 2 ~ 4 肋间隙前端，后方平第 4 ~ 6 胸椎棘突高度。

	锁骨中线	腋中线	肩胛线	脊柱旁线
肺下界	第 6 肋	第 8 肋	第 10 肋	第 10 胸椎棘突
胸膜下界	第 8 肋	第 10 肋	第 11 肋	第 12 胸椎棘突

三、肺段支气管和肺段

气管在胸骨角平面分为左、右主支气管，主支气管在肺门处分为肺叶支气管，叶支气管再分为肺段支气管，肺段支气管反复分支，越分越细呈树枝状（23 ~ 25 级），称**支气管树**。

每一个肺段支气管及其分支分布的肺组织称**支气管肺段**，简称**肺段**。右肺有 10 个肺段，左肺有 8 ~ 10 个肺段。

右肺			左肺		
上叶	尖段	B^1	上叶	尖后段	B^{1+2}
	后段	B^2			
	前段	B^3		前段	B^3
中叶	外侧段	B^4		上舌段	B^4
	内侧段	B^5		下舌段	B^5
下叶	上段	B^6	下叶	上段	B^6
	内侧底段	B^7		前内底段	B^{7+8}
	前底段	B^8			
	外侧底段	B^9		外侧底段	B^9
	后底段	B^{10}		后底段	B^{10}

四、肺的血管、淋巴和神经

1. **肺动脉**和**肺静脉**：功能性血管，作用是气体交换。

2. **支气管动脉**和**支气管静脉**：肺营养性血管，供给氧气和营养物质。

3. **神经**：肺丛的迷走神经和交感神经的分支。

肺

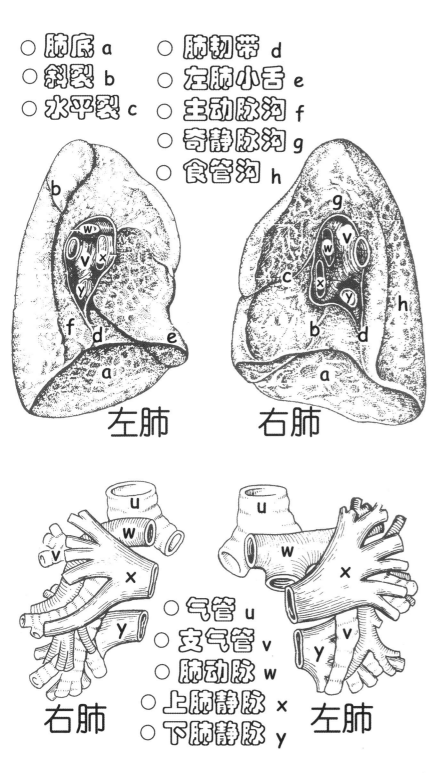

○ 肺底 a
○ 斜裂 b
○ 水平裂 c
○ 肺韧带 d
○ 左肺小舌 e
○ 主动脉沟 f
○ 奇静脉沟 g
○ 食管沟 h

左肺　　右肺

○ 气管 u
○ 支气管 v
○ 肺动脉 w
○ 上肺静脉 x
○ 下肺静脉 y

右肺　　左肺

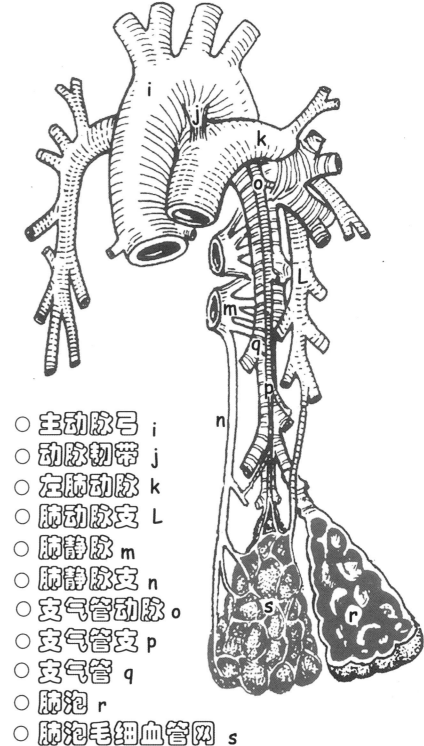

○ 主动脉弓 i
○ 动脉韧带 j
○ 左肺动脉 k
○ 肺动脉支 L
○ 肺静脉 m
○ 肺静脉支 n
○ 支气管动脉 o
○ 支气管支 p
○ 支气管 q
○ 肺泡 r
○ 肺泡毛细血管网 s

纵　　隔

纵隔是左、右纵隔胸膜间全部器官、结构与结缔组织的总称。

一、分区

上纵隔	胸腺，左、右头臂静脉和上腔静脉，主动脉弓及其三大分支、膈神经和迷走神经，气管、食管、左喉返神经和胸导管	
以胸骨角与第4胸椎下缘平面为界		
下纵隔（以心包为界）	前纵隔	胸腺（遗迹）下部、胸膜囊前部、部分纵隔前淋巴结及疏松结缔组织
	中纵隔	心包、心及出入心的八大血管根部、奇静脉弓、膈神经、心包膈血管、心神经丛及淋巴结等
	后纵隔	食管大部分、胸主动脉、奇静脉、半奇静脉、副半奇静脉、胸导管、迷走神经、交感干胸部、内脏大小神经和纵隔后淋巴结等

二、纵隔左侧面观

中部	左肺根
肺根上方	主动脉弓及其分支→左颈总动脉和左锁骨下动脉
肺根前下方	心包形成的隆凸
肺根前方	左膈神经和心包膈动、静脉
肺根后方	胸主动脉、左迷走神经、左交感干及内脏大神经等
左膈神经	迷走神经外侧→与心包膈血管伴行→在主动脉弓左前方下降→经肺根前方→沿心包侧壁至膈
左迷走神经	左颈总和左锁骨下动脉之间→主动脉弓左前方→经肺根后方→食管前面
左喉返神经	自左迷走神经发出（主动脉弓下缘）→绕主动脉弓返向上行（动脉韧带后外方）

三、纵隔右侧面观

中部	右肺根
肺根上方	奇静脉弓→向前注入上腔静脉，右头臂静脉、气管和食管
肺根前下方	心包形成的隆凸（远小于左侧者）
肺根前方	右膈神经和心包膈血管
下方	下腔静脉
后方	食管、奇静脉和右交感干、右迷走神经
右膈神经	与心包膈血管伴行→上腔静脉右侧→肺根前方→紧贴心包右侧壁→下行至膈
右迷走神经	头臂干后外侧方→气管右侧→肺根后方→食管后面，在右锁骨下动脉高度发出右喉返神经

四、纵隔间隙

纵隔间隙主要有**胸骨后间隙**、**气管前间隙**和**食管后间隙**，间隙内的结缔组织与颈部器官周围和腹膜后隙的结缔组织相延续，因此颈部血肿积液可向下蔓延至纵隔。胸部创伤时，空气可向上扩散至颈部引起皮下气肿，炎症积液也可向下蔓延至腹膜后隙。

胸部思考题

1. 胸膜腔穿刺的解剖定位及层次是什么？

2. 乳房的位置、乳腺癌的淋巴转移途径、乳房切除手术的解剖入路是什么？

3. 肺和胸膜下界的体表投影是什么？

4. 纵隔间隙的解剖基础是什么？

纵隔

○ 心 a
○ 膈 b
○ 甲状腺 c
○ 胸导管 d

○ 头臂静脉 e
○ 半奇静脉 f
○ 肺动脉干 g
○ 主动脉 h
○ 动脉韧带 i
○ 心包膈动脉 j
○ 上腔静脉 k
○ 奇静脉 L
○ 食管 m
○ 心包 n

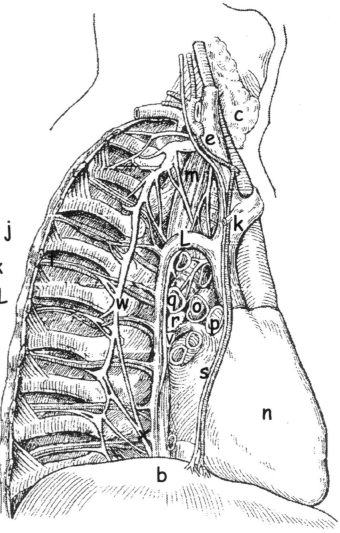

右侧面观

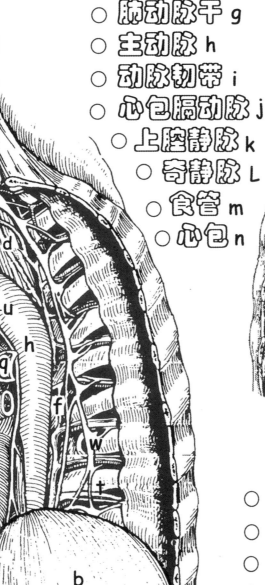

左侧面观

○ 肺动脉 o
○ 肺静脉 p
○ 主支气管 q
○ 支气管肺门淋巴结 r

○ 膈神经 s
○ 肋间神经 t
○ 喉返神经 u
○ 迷走神经 v
○ 交感干 w
○ 内脏大神经 x

第四章 腹 部

腹前外侧壁

一、腹部的分区

腹部分区的方式主要有四分法和三部九分法。

四分法：通过脐的横线和垂直线，可将腹部分为左上、右上、左下、右下腹。

九分法：经两侧肋弓最低点连线，两侧髂结节连线及经两侧腹股沟韧带中点垂直线，横线将腹部分为上腹部、中腹部和下腹部三部，垂直线分为九区。

右季肋区	腹上区	左季肋区	
			两侧肋弓最低点连线
右腰区	脐区	左腰区	
			两侧髂结节连线
左髂区	耻区 / 腹下区	左髂区	

经两侧腹股沟韧带中点垂直线

二、腹前外侧壁

1. **浅筋膜**：含脂肪，腹壁浅动、静脉，浅淋巴管和皮神经。浅筋膜在腹下部、脐平面以下分为浅、深两层。

浅层	Camper 筋膜	为脂肪层，与其他部位的浅筋膜相连续
深层	Scarpa 筋膜	为膜性层，在正中线上连于白线，向下于腹股沟韧带下方一横指处附着于深（阔）筋膜上，但其内侧部越过精索至阴囊，与会阴浅筋膜相连续，续为阴囊肉膜

2. **腹壁静脉**：脐以上汇成胸腹壁静脉，经胸外侧静脉注入腋静脉，或经深部的腹壁上静脉和胸廓内静脉注入头臂静脉；脐以下经腹壁浅静脉注入大隐静脉，或经腹壁下静脉汇入髂外静脉，构成上、下腔静脉系统之间的联系。脐区浅静脉通过附脐静脉与肝门静脉相通，故肝门静脉高压症时，血流可经脐周静脉网与体循环的静脉相交通，形成脐周围静脉曲张，称"海蛇头"。

3. **肌层**：主要包括**腹外斜肌**、**腹内斜肌**和**腹横肌**，由第 7~12 胸神经、髂腹下神经、髂腹股沟神经支配。

4. **腹横筋膜**：为腹横肌深面的薄层筋膜，在腹前壁下部略增厚且经精索后方附着于腹股沟韧带。在下外方附着于髂嵴并与髂筋膜相连，在腹股沟部随股动、静脉下降到股部。

三、腹直肌鞘

腹直肌鞘由腹壁 3 层阔肌（扁肌）的腱膜组成。

1. **弓状线以上**

前层	腹内斜肌腱膜的前层 + 腹外斜肌腱膜，向内侧止于白线
后层	腹内斜肌腱膜的后层 + 腹横肌腱膜，止于白线

2. **弓状线以下**

前层	腹外斜肌腱膜、腹内斜肌腱膜、腹横肌腱膜
后层	腹横筋膜

3. **弓状线**：腹直肌鞘的后层在脐下 4~5 cm 以下缺如，形成一个游离的弓状下缘称弓状线。

4. **白线**：由两侧腹部三层阔肌的腱膜在正中线附近交织而成的纤维索，位于左、右腹直肌鞘之间，上起自胸骨剑突，下至耻骨联合。宽 1~1.5 cm，上宽下窄，厚约 0.2 cm。血管较少。

腹前外侧壁

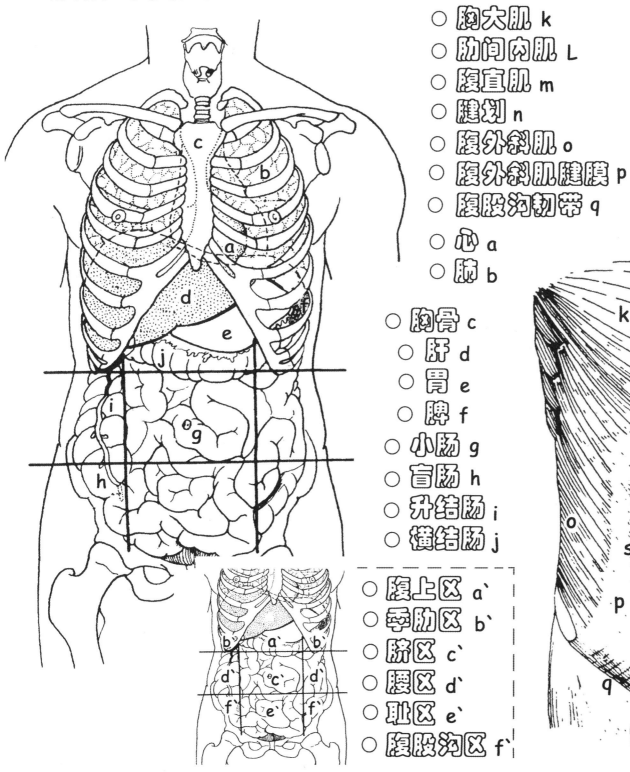

○ 胸大肌 k
○ 肋间内肌 L
○ 腹直肌 m
○ 腱划 n
○ 腹外斜肌 o
○ 腹外斜肌腱膜 p
○ 腹股沟韧带 q
○ 心 a
○ 肺 b

○ 白线 r
○ 半月线 s
○ 弓状线 t
○ 腹内斜肌 u
○ 腹横肌 v
○ 腹直肌鞘 w
○ 腹横筋膜 x
○ 精索 y

○ 胸骨 c
○ 肝 d
○ 胃 e
○ 脾 f
○ 小肠 g
○ 盲肠 h
○ 升结肠 i
○ 横结肠 j

○ 腹上区 a`
○ 季肋区 b`
○ 脐区 c`
○ 腰区 d`
○ 耻区 e`
○ 腹股沟区 f`

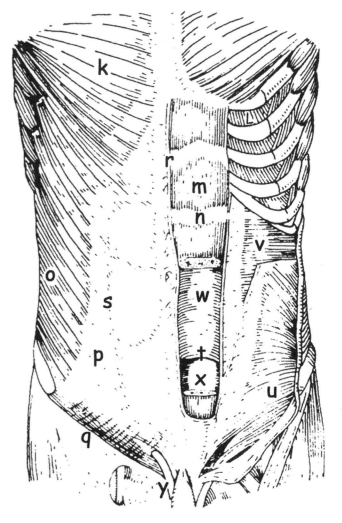

腹股沟区

一、境界

上界是髂前上棘至腹直肌外侧缘的水平线，内侧界为腹直肌外侧缘，下外侧界为腹股沟韧带。

二、层次结构

从浅入深依次为皮肤、浅筋膜、腹外斜肌腱膜、腹内斜肌及腹横肌、腹横筋膜、腹膜下脂肪和壁腹膜。

1. **腹股沟韧带**：腹外斜肌腱膜下缘增厚形成，两端附着于髂前上棘与耻骨结节。其内侧端的部分纤维弯向后下方，转折增厚形成**腔隙韧带**，腔隙韧带向外侧延续附着于耻骨梳的部分称为**耻骨梳韧带**。

2. **腹股沟管浅环**：即皮下环，为耻骨结节外上方的腹外斜肌腱膜上的三角形裂隙。正常人浅环可容纳一示指尖，其内有精索或子宫圆韧带通过。腹外斜肌腱膜在浅环处延续成薄膜，被覆在精索的外面进入阴囊，称精索外筋膜。环的上缘称内侧脚，附着于耻骨联合，下缘称外侧脚，附着于耻骨结节。外侧脚向内上方反转经精索后方，止于白线，形成反转韧带。在腹股沟疝时，浅环常明显增大，若浅环大到一定程度，则疝可通过浅环突入阴囊。

3. **腹股沟镰**：由腹内斜肌及腹横肌肌腱下缘在腹直肌外侧缘融合而成。

4. **提睾肌**：由腹内斜肌和腹横肌下缘的部分肌纤维沿精索向下移行而成。

5. **腹股沟管深环**：即腹环，为腹横筋膜在腹股沟韧带中点上方一横指处形成的漏斗形裂孔。腹横筋膜延续向下，包绕精索而形成精索内筋膜。

三、腹股沟管

腹股沟管位于腹股沟韧带内侧半的上方，是由外上方向内下方斜行的肌肉、筋膜裂隙，长 4～5 cm（女性较男性稍狭长），有精索或子宫圆韧带通过。

1. 四壁

前壁	腹外斜肌腱膜，在外侧 1/3 部还有腹内斜肌的起始部
后壁	腹横筋膜，在内侧 1/3 处还有腹股沟镰
上壁	腹内斜肌及腹横肌的弓状下缘
下壁	腹股沟韧带

2. 两口

内口	腹股沟管深环，其内侧有腹壁下动脉，浅面有腹内斜肌斜过，深部为壁腹膜所封遮
外口	腹股沟管浅环

男性腹股沟管内有精索、髂腹股沟神经和生殖股神经的生殖支通过。**精索**由输精管，输精管动脉，睾丸动、静脉（包括蔓状静脉丛），淋巴管及腹膜鞘突遗迹所组成。精索中的输精管位于睾丸血管的后内侧。当进行输精管手术时应保护血管，以防出血。

女性腹股沟管内有子宫圆韧带、髂腹股沟神经和生殖股神经的生殖支。子宫圆韧带出腹股沟管后即分散为纤维状，止于大阴唇及阴阜的皮下组织中。

四、腹股沟三角

腹股沟三角即**海氏三角**，由腹壁下动脉、腹直肌外侧缘和腹股沟韧带围成，表面投影相当于腹股沟管浅环。

腹股沟直疝由海氏三角区突出，而腹股沟斜疝是从腹壁下动脉外侧的深环进入腹股沟管，因此腹壁下动脉可作为手术时进一步鉴别腹股沟斜疝与直疝的标志。

腹股沟区

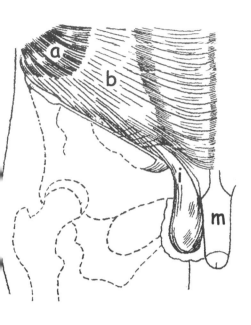

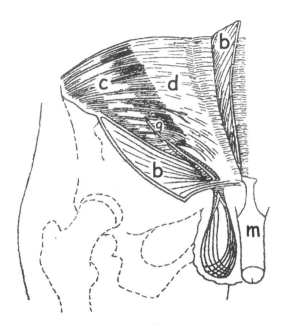

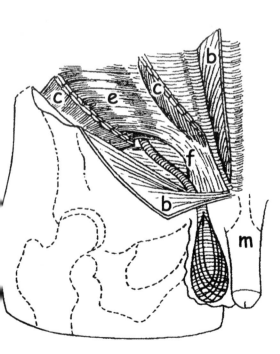

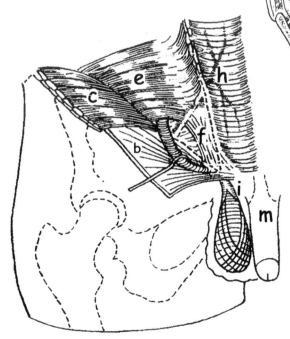

○ 腹外斜肌 a
○ 腹外斜肌腱膜 b
○ 腹内斜肌 c
○ 腹内斜肌腱膜 d
○ 腹横肌 e
○ 腹股沟镰 f
○ 髂腹股沟神经 g
○ 腹壁下动脉 h
○ 精索 i

○ 腹直肌 j
○ 壁腹膜 k
○ 腹环 L
○ 阴茎 m
○ 脐正中襞 o
○ 脐内侧襞 p
○ 脐外侧襞 q

23

腹膜和结肠上区（胃区）

一、腹膜和腹膜腔

1. **壁腹膜和脏腹膜**：壁腹膜分布于腹、盆腔壁内面，膈下；脏腹膜分布于腹、盆腔脏器表面。

2. **腹膜腔**：壁、脏腹膜间。男性密闭，女性通过输卵管、子宫和阴道开放。

3. **腹膜形成的结构**：包括网膜、系膜、韧带、皱襞、隐窝和陷凹等。

二、腹膜腔间隙的分区

1. 结肠上区：横结肠及横结肠系膜上部，主要涉及的脏器有胃、十二指肠、肝、胆囊、胰、脾等。

右膈下腹膜外间隙	右肝上间隙	镰状韧带	左肝上间隙	左肝上后间隙	左膈下腹膜外间隙
				左三角韧带	
				左肝上前间隙	
	肝				
	右肝下间隙（肝肾隐窝）	肝圆韧带	左肝下间隙	网膜囊	
				小网膜和肾	
				左肝下前间隙	

2. 结肠下区

右结肠外侧沟	上通肝上间隙、肝下间隙，下通盆腔
左结肠外侧沟	上端有膈结肠韧带阻挡，但下端可通盆腔
右肠系膜窦	几乎是封闭的
左肠系膜窦	向下与盆腔相通

三、网膜囊

前壁	小网膜、胃后壁、胃结肠韧带、大网膜的前两层（自上而下）
后壁	为覆盖于胰、左肾上腺、左肾的腹膜，横结肠、横结肠系膜
上壁	肝尾状叶、膈下的壁腹膜
下壁	为大网膜前后两层返折处
左壁	脾、胃脾韧带和脾肾韧带
右壁	网膜孔（前界是肝十二指肠韧带右缘）

四、胃

1. 位置和毗邻：中等度充盈的情况下，3/4 位于左季肋部，1/4 位于腹上部。胃的后壁隔网膜囊与胃床相邻，上部有膈、脾、左肾上腺；下部有胰、横结肠和横结肠系膜。

2. 动脉：主要包括**胃左动脉、胃右动脉、胃网膜左动脉、胃网膜右动脉、胃短动脉和胃后动脉**。

3. 淋巴：胃的淋巴管分别引流至胃大、小弯血管周围的淋巴结群，最后汇入腹腔淋巴结。还可通过食管的淋巴管和胸导管末端逆流至左锁骨上淋巴结。

4. 神经：交感神经来自腹腔神经丛，部分来自肝丛，兴奋时对胃蠕动和分泌有抑制作用，副交感神经来自左、右迷走神经，兴奋时对胃蠕动和分泌有促进作用。

五、十二指肠

十二指肠长 20～25cm，除始、末两端外，均在腹膜后方（腹膜外位），紧贴腹后壁第 1～3 腰椎的右前方。按走向分为上部、降部、水平部与升部四部。

十二指肠悬肌：被覆腹膜后称十二指肠悬韧带或 Treitz 韧带，位于十二指肠最右上方深部，从十二指肠空肠曲向上连至膈右脚，有上提和固定十二指肠空肠曲的作用，是手术时确认空肠起始部的重要标志。

十二指肠的动脉包括胰十二指肠上前、上后动脉及胰十二指肠下动脉（前、后支），静脉多与相应动脉伴行，直接或间接汇入肝门静脉。

腹膜和结肠上区（胃区）

○ 网膜孔 a
○ 网膜囊 b
○ 小网膜 c

○ 胃 d
○ 胃脾 e
○ 肾 f
○ 胰 g

○ 腹主动脉 h
○ 下腔静脉 i
○ 肝门静脉 j
○ 肝固有动脉 k
○ 胆总管 L
○ 脾动脉 m
○ 镰状韧带 n
○ 胃脾韧带 o

○ 脾淋巴结 a`
○ 贲门淋巴结 b`
○ 胃左淋巴结 c`

平网膜孔（T₁₂）腹腔横断面

○ 贲门 p
○ 腹腔干 q
○ 胃左动脉 r
○ 肝总动脉 s
○ 肝 t
○ 胆囊 u
○ 胃右动脉 v

○ 胃网膜左动脉 w
○ 胃十二指肠动脉 x
○ 胰十二指肠上动脉 y

○ 幽门上淋巴结 d`
○ 幽门下淋巴结 e`
○ 胃网膜右淋巴结 f`

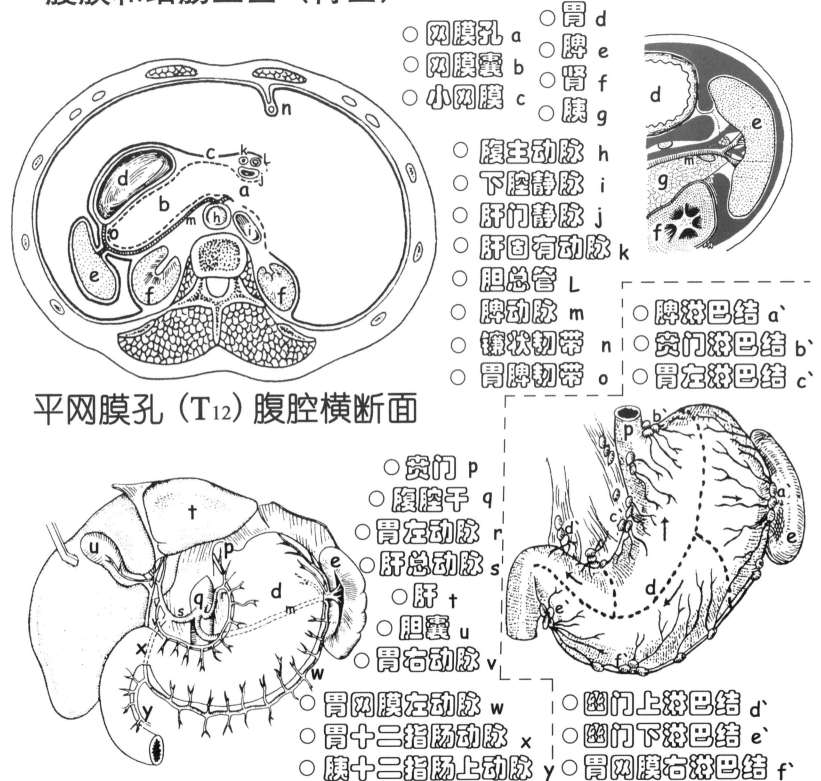

25

结肠上区（肝胰区）

一、肝

1. 位置与毗邻：大部分位于右季肋区和腹上区，小部分位于左季肋区，左、右肋弓间的部分与腹前壁相贴。

2. 肝门

第 1 肝门	脏面有呈 "H" 形的 3 条沟，左、右纵沟和介于两者之间的横沟（肝门）	肝左、右管，肝门静脉左、右支，肝固有动脉的左、右支，淋巴管及神经
第 2 肝门	膈面腔静脉沟的上部	肝左、中、右静脉出肝处
第 3 肝门	腔静脉沟下部	肝右后下静脉和尾状叶静脉出肝处

3. 肝的血管：包括**肝总动脉**（发出肝固有动脉，再分为肝动脉左支、右支，右支发出胆囊动脉）、**肝门静脉**和**肝静脉**（肝右、中、左静脉 3 支主干，在腔静脉窝出肝后注入下腔静脉）。

二、肝外胆道和胆囊

1. 组成：肝外胆道由肝左、右管，肝总管，胆囊管和胆总管组成。

2. **胆总管**：长 7~8 cm，直径 0.6~0.8 cm，斜穿十二指肠降部中份的后内侧壁，与胰管汇合后略呈膨大，形成肝胰壶腹，又称 Vater 壶腹，有**肝胰壶腹括约肌**（**Oddi 括约肌**）。肝胰壶腹的开口部位绝大多数在十二指肠降部的中、下 1/3 段交界处附近的后内侧壁，且在该处一条十二指肠纵襞的上端，可在逆行性胰胆管造影术及壶腹切开成形术时寻找十二指肠乳头。

3. **胆囊**：胆囊位于肝下面的胆囊窝内，借疏松结缔组织与肝相连。胆囊充盈时，突向前的胆囊底与腹前壁紧贴。

胆囊底的体表投影：在右锁骨中线与第 9 肋软骨的交点处或者是右肋弓与腹直肌外缘的交点。临床检查胆囊压痛点的墨菲征（Murphy sign）就压此处。

胆囊三角：又名 Calot 三角，由肝总管、胆囊管与肝的脏面共同围成。

三、胰

1. 位置与毗邻：位于腹上区和左季肋区，横过第 1、2 腰椎前方，在网膜囊后面，形成胃床大部，除胰尾外均属腹膜外位。其右侧端较低，被十二指肠环绕，左侧端较高，靠近脾门。通常将胰分为头、颈、体、尾 4 部。

2. 胰管与副胰管：**胰管**在胰头右缘与胆总管汇合形成肝胰壶腹，经十二指肠大乳头开口于十二指肠腔。**副胰管**主要引流胰头前上部的胰液，开口于十二指肠小乳头。

3. 动脉：胰头的动脉来自胰十二指肠上前、后动脉和胰十二指肠下前、后动脉，胰体和胰尾的动脉来自脾动脉。

四、脾

1. 位置：左季肋部的左后方，紧贴膈肌的左后部，相当于左侧胸后壁第 9、10、11 肋的深面，脾的长轴与第 10 肋一致。

2. 脾的韧带：包括胃脾韧带、脾肾韧带、脾结肠韧带、脾膈韧带。

3. 脾的血管：**脾动脉**为腹腔干最大的分支，沿胰上缘左行，越过左肾前方入脾肾韧带至脾门。**脾静脉**收纳胃短静脉、胃网膜右静脉、胃后静脉、肠系膜下静脉以及来自胰的小静脉。

4. **脾蒂**：出入脾门的脾动脉、脾静脉以及神经、淋巴管，加上包在它们外面的腹膜（脾肾韧带）总称脾蒂。脾破裂大出血时，夹住脾蒂能止住大出血。

结肠上区（肝胰区）

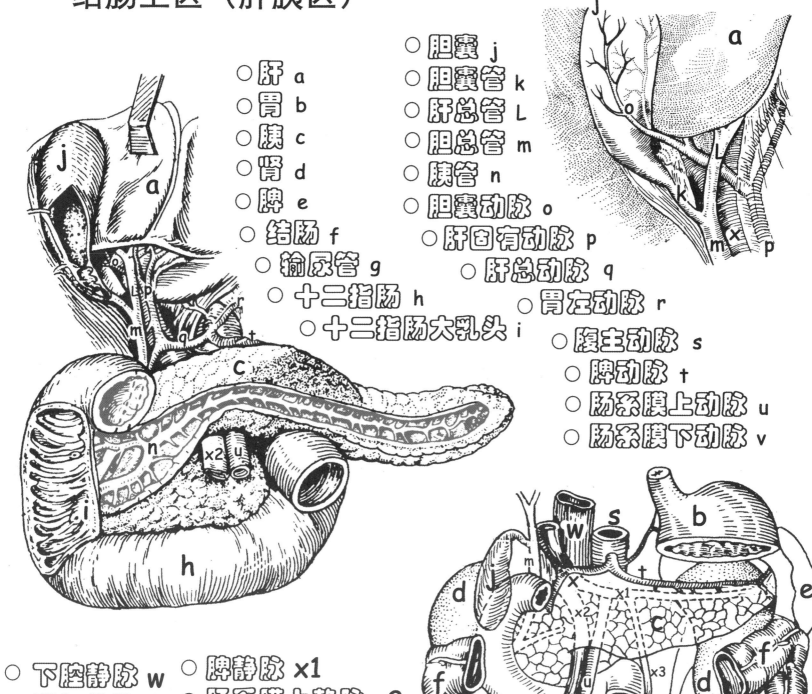

- 肝 a
- 胃 b
- 胰 c
- 肾 d
- 脾 e
- 结肠 f
- 输尿管 g
- 十二指肠 h
- 十二指肠大乳头 i

- 胆囊 j
- 胆囊管 k
- 肝总管 L
- 胆总管 m
- 胰管 n
- 胆囊动脉 o
- 肝固有动脉 p
- 肝总动脉 q
- 胃左动脉 r
- 腹主动脉 s
- 脾动脉 t
- 肠系膜上动脉 u
- 肠系膜下动脉 v

- 下腔静脉 w
- 肝门静脉 x
- 脾静脉 x1
- 肠系膜上静脉 x2
- 肠系膜下静脉 x3

结肠下区

结肠下区位于横结肠及其系膜与小骨盆上口之间，涉及空肠、回肠、盲肠、阑尾及结肠等脏器。

一、空肠及回肠

1. **空肠**：占空回肠近侧 2/5，位于腹腔的左上部，环行黏膜皱襞密且高，只有孤立淋巴滤泡，肠系膜薄、脂肪少。

2. **回肠**：占空回肠远侧 3/5，位于腹腔的右下部，管壁薄，环行黏膜皱襞疏而低，有孤立淋巴滤泡、集合淋巴滤泡两种，肠系膜厚、脂肪多。

3. **肠系膜**：为双层腹膜结构，随肠袢形成许多皱褶。小肠系膜根将横结肠及其系膜与升结肠、降结肠之间的区域分为左、右肠系膜窦。系膜缘处肠壁与两层腹膜围成系膜三角，此三角处肠壁无浆膜，不易愈合，行小肠切除吻合术时，应妥善缝合，以免形成肠瘘和感染扩散。右肠系膜窦呈三角形，周围近乎封闭，窦内感染积脓时不易扩散。左肠系膜窦略呈斜方形，下方开放通盆腔，窦内感染时脓液易蔓延入盆腔。

4. **Meckel 憩室**：呈盲囊状，出现率约 2%，一般位于回肠末段距回盲瓣 50～100cm 处，可发生溃疡和炎症，症状与阑尾炎相似。

二、盲肠和阑尾

1. **盲肠**：盲肠壁 3 条结肠带下端汇聚，续于阑尾根部，是手术时寻找阑尾根部的标志。**回盲瓣**为回盲口黏膜形成的上、下两襞，有防止大肠内容物向小肠逆流的作用。小儿容易发生回肠末段通过回盲口进入盲肠和升结肠，造成肠套叠。

2. **阑尾**：阑尾根部与盲肠关系是固定的。一般位于右髂窝内，连于盲肠内侧壁的后下方，全部包有腹膜，沿盲肠表面的结肠带向下追踪就能到达阑尾的根部。但阑尾的尖端是游离的，常见的有 5 种方位，即**回肠前位**、**盆位**、**盲肠后位**、**回肠后位**和**盲肠下位**。

Lanz 点	髂前上棘连线的右、中 1/3 交界处
麦氏点（McBurney）	脐和右髂前上棘连线的中、外 1/3 交界点

三、结肠

结肠按其行程分为升结肠、横结肠、降结肠和乙状结肠。乙状结肠为腹膜内位，有较长的乙状结肠系膜，活动性较大，可降入盆腔，也可移至右下腹遮盖回盲部，增加阑尾切除术的复杂性，有时也可发生乙状结肠扭转。

四、腹主动脉不成对脏支

1. **腹腔干**：又称腹腔动脉，平第 12 胸椎（膈的主动脉裂孔稍下方）处，发自腹主动脉前壁，为一短干，长为 1～2cm。发有三支：胃左动脉、脾动脉、肝总动脉。

2. **肠系膜上动脉**：供应盲肠、阑尾、升结肠、横结肠，主要的分支有**胰十二指肠下动脉**、**空肠动脉**、**回肠动脉**、**回结肠动脉**、**右结肠动脉**和**中结肠动脉**。

3. **肠系膜下动脉**：供应结肠左曲以下的部分。约平第 3 腰椎高度，在十二指肠水平部下方起自腹主动脉前壁，在壁腹膜后方斜向左下，越过左髂总动静脉而续为直肠上动脉。分支有**左结肠动脉**、**乙状结肠动脉**和**直肠上动脉**。

结肠下区

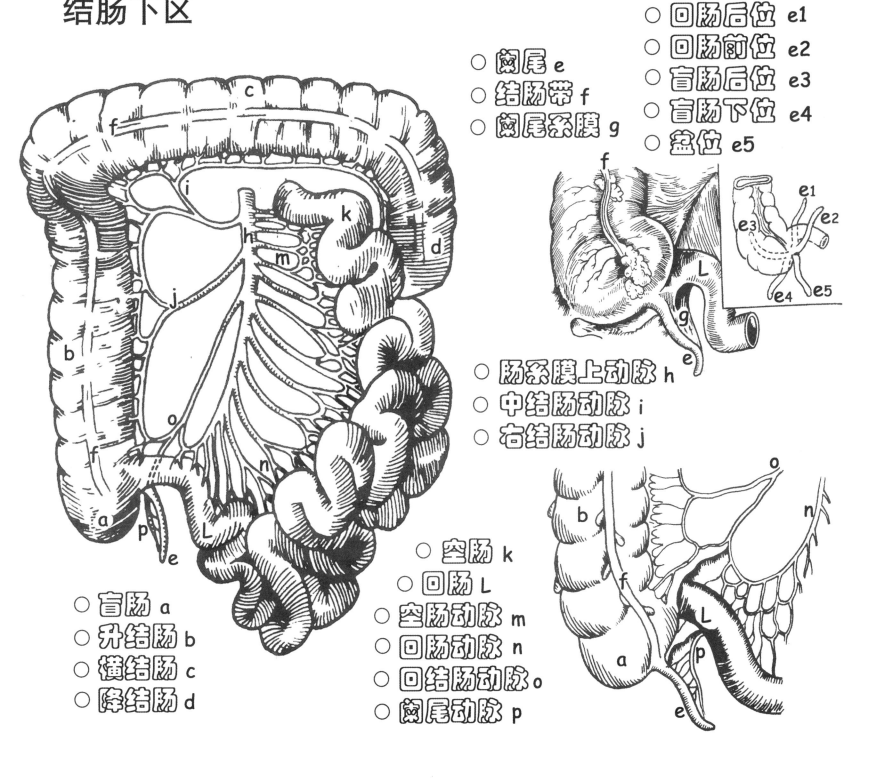

○ 阑尾 e
○ 结肠带 f
○ 阑尾系膜 g

○ 回肠后位 e1
○ 回肠前位 e2
○ 盲肠后位 e3
○ 盲肠下位 e4
○ 盆位 e5

○ 肠系膜上动脉 h
○ 中结肠动脉 i
○ 右结肠动脉 j

○ 空肠 k
○ 回肠 L
○ 空肠动脉 m
○ 回肠动脉 n
○ 回结肠动脉 o
○ 阑尾动脉 p

○ 盲肠 a
○ 升结肠 b
○ 横结肠 c
○ 降结肠 d

肝门静脉

一、位置

肝门静脉由肠系膜上静脉和脾静脉在胰头和胰体交界处的后方汇合而成，沿胆总管和肝固有动脉后方上行至肝门处分为左右支，分别进入肝左右叶。主要收集食管腹段、胃、小肠、大肠（至直肠上部）、胰、胆囊和脾的血液。

二、主要属支

肠系膜上静脉、脾静脉、胃左静脉、肠系膜下静脉（汇入脾静脉）、胃右静脉、胆囊静脉、附脐静脉。

属支	收集区域	注入静脉
肠系膜上静脉	肠系膜上动脉和胃十二指肠动脉分布区域的静脉血	肝门静脉
脾静脉	脾、胰及部分胃的静脉血	与肠系膜上静脉汇合而成肝门静脉
肠系膜下静脉	肠系膜下动脉分布区域的静脉血	脾静脉或肠系膜上静脉
胃左静脉	胃左静脉在贲门处与食管静脉吻合	肝门静脉
胃右静脉	幽门前静脉	肝门静脉
胆囊静脉	胆囊的静脉血	肝门静脉
附脐静脉	脐周静脉网	肝门静脉

三、与上、下腔静脉间吻合

在正常情况下，肝门静脉系与上、下腔静脉系的吻合支细小，血流量少。当肝硬化、肝肿瘤或胰头肿瘤可压迫肝门静脉，导致肝门静脉血液回流受阻，此时肝门静脉系的血液可经上述交通形成侧支循环，通过上、下腔静脉系回流。在这种情况下，由于血流量增多，吻合支变得粗大和弯曲，引起**食管静脉丛**、**直肠静脉丛**和**脐周静脉网**的静脉曲张。如果在食管、直肠等处曲张的静脉破裂，则会出现呕血或便血。

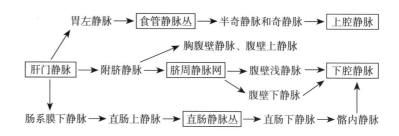

腹部思考题

1. 腹前外侧壁的层次与阑尾切除术的手术入路是什么？

2. 简述腹股沟管的解剖与腹股沟疝的关系。

3. 胃、肝、胰头和脾的位置、毗邻、动脉及其来源各是什么？

4. 肝外胆道的组成，胆囊的位置、毗邻各是什么？

5. 胆囊底的体表投影及腹腔镜胆囊切除术的手术入路各是什么？

6. 肝硬化晚期出现呕血、便血和脐周静脉曲张的解剖学基础是什么？

7. 阑尾根部的体表投影及阑尾切除术的解剖层次是什么？

8. 肾的位置、毗邻，肾区、肾的被膜与肾周间隙各是什么？

肝门静脉

○ **肝门静脉 a**
  ○ **肠系膜上静脉** a1
  ○ **脾静脉** a2
  ○ **肠系膜下静脉** a3
  ○ **胃左/右静脉** a4
  ○ **附脐静脉** a5

○ **食管静脉丛** b1
○ **脐周静脉网** b2
○ **直肠静脉丛** b3
○ **椎静脉丛** b4

○ **肝** c
○ **胃** d
○ **脾** e
○ **胰** f
○ **食管** g
○ **胆囊** h
○ **十二指肠** j
○ **回肠** k
○ **升结肠** L
○ **降结肠** m
○ **直肠** n
○ **腹主动脉** o
○ **上腔静脉** p
○ **下腔静脉** q
○ **髂总静脉** r
○ **髂外静脉** s
○ **髂内静脉** t
○ **直肠上静脉** u
○ **直肠下静脉** v

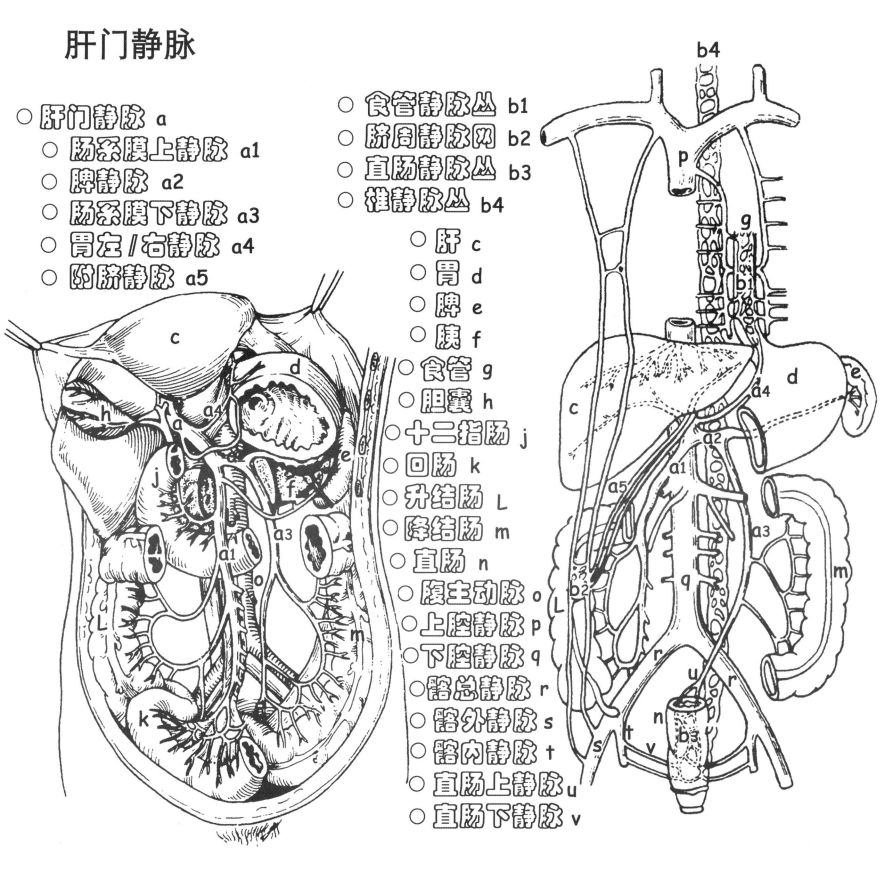

31

腹后壁（肾区）

一、腹膜后隙

1. **位置**：腹膜后隙位于腹后壁腹膜与腹内筋膜之间，上方至膈，下达骶岬、骨盆上口处。

2. **内容物**：肾、肾上腺、输尿管、腹主动脉、下腔静脉、神经和淋巴结等。上经腰肋三角与后纵隔相通，下与盆腔腹膜后间隙延续，故腹膜后间隙内的感染易向上、下扩散。其内器官的手术，多采用腰腹部斜切口经腹膜外入路。

二、肾

1. **位置**：位于脊柱的两侧，紧贴腹后壁。左肾上端平第11胸椎下缘，下端平第2腰椎下缘；第12肋斜过左肾后面的中部，第11肋斜过左肾后面的上部。右肾上端平第12胸椎上缘，下端平第3腰椎上缘；第12肋斜过右肾后面的上部。受肝右叶的影响，右肾低于左肾1～2cm（约半个椎体）。

2. **肾区**：竖脊肌外侧缘与第12肋的夹角区。

3. **肾动脉和肾段**：肾动脉相当粗大，平第2腰椎，起自腹主动脉。在肾静脉后方水平走向两侧，分4~5支经肾门入肾。每一肾段动脉及其所属的肾组织称为一个肾段。肾各段动脉之间彼此没有吻合，若某一段动脉血流受阻时，其相应供血区的肾实质即可发生坏死。

4. **左肾静脉**：收纳左肾上腺静脉、左睾丸（卵巢）静脉，其属支还与周围静脉有吻合。左肾静脉半数以上与左侧腰升静脉相连，经腰静脉与椎内静脉丛、颅内静脉窦相通，因此左侧肾和睾丸的恶性肿瘤可经此途径向颅内转移。

5. 肾筋膜与腹膜后隙

肾旁前间隙	腹后壁腹膜与肾前筋膜和侧锥筋膜之间	胰、十二指肠、升结肠、降结肠
肾周间隙	肾前筋膜与肾后筋膜之间	肾上腺、肾、肾血管、输尿管、肾脂肪囊
肾旁后间隙	肾后筋膜、侧锥筋膜和腹内筋膜之间	肾旁脂体

三、肾上腺

1. **位置**：肾上腺位于腹膜之后、肾的上内方，与肾共同包在肾筋膜内。

2. **动脉供血**：肾上腺上动脉（源自膈下动脉）、肾上腺中动脉（源自腹主动脉）和肾上腺下动脉（源自肾动脉）。

3. **毗邻**：**左肾上腺**呈半月形，前方有胰尾、网膜囊、胃和脾动、静脉，后方为膈，内侧与左腹腔神经节、左膈下动脉及胃左动脉相邻。**右肾上腺**呈三角形，前方有肝右叶，内侧是下腔静脉、右腹腔神经节及右膈下动脉，后方为膈。

四、输尿管

输尿管沿腹后壁、盆壁至膀胱，走行分3段。左侧输尿管前方有乙状结肠系膜跨过。两侧生殖腺血管分别从前方跨过左、右输尿管。入盆腔前，右输尿管前方有小肠系膜根和回肠末端跨过，并和阑尾邻近，两者引起的疼痛有时易混淆。

腹段	起自肾盂，沿腰大肌前面下降，渐转向内，在睾丸/卵巢动脉的后方交叉而过，向下越过小骨盆缘左侧经左髂总动脉末端的前方进入盆腔，右侧经右髂外动脉起始部的前方
盆段	沿盆腔侧壁到达膀胱底外侧
壁内段	斜穿膀胱壁

腹后壁（肾区）

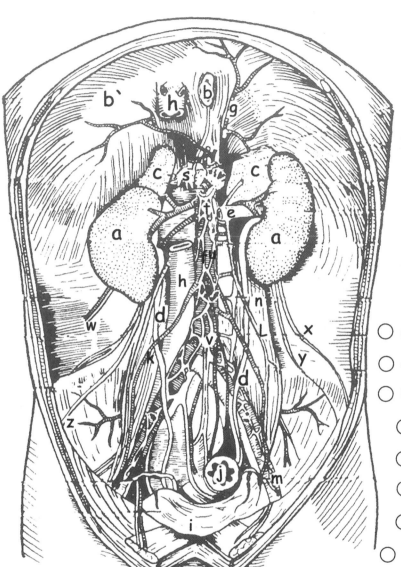

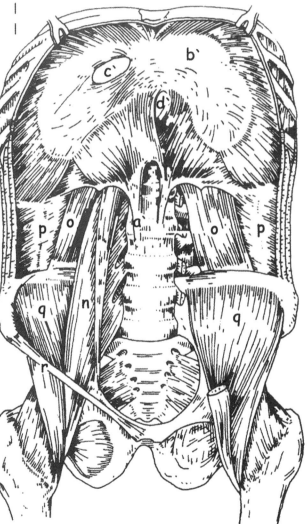

- ○ 肾 a
- ○ 食管 b
- ○ 肾上腺 c
- ○ 输尿管 d
- ○ 肾静脉 e
- ○ 腹主动脉 f
- ○ 膈下动脉 g
- ○ 下腔静脉 h
- ○ 膀胱 i
- ○ 直肠 j
- ○ 睾丸动脉 k
- ○ 睾丸静脉 L
- ○ 髂外动脉 m
- ○ 腰大肌 n
- ○ 腰方肌 o
- ○ 腹横肌 p
- ○ 髂肌 q
- ○ 腹股沟韧带 r

- ○ 膈脚 a`
- ○ 膈中心腱 b`
- ○ 腔静脉孔 c`
- ○ 食管裂孔 d`
- ○ 主动脉裂孔

- ○ 腹腔神经节 s
- ○ 肠系膜上丛 t
- ○ 肠系膜下丛 u
- ○ 上腹下丛 v
- ○ 肋下神经 w
- ○ 髂腹下神经 x
- ○ 髂腹股沟神经 y
- ○ 股外侧皮神经 z

33

腹后壁的血管和神经

一、腹膜后隙的大血管

1. 腹主动脉（主动脉腹部）：向上经膈的主动脉裂孔续于胸主动脉，向下至第4腰椎水平，分为左右髂总动脉。

脏支	不成对	腹腔干，肠系膜上、下动脉
	成对	肾动脉，肾上腺中动脉，睾丸／卵巢动脉
壁支		膈下动脉，腰动脉（4对），骶正中动脉

2. 下腔静脉：下腔静脉的变异有双下腔静脉、左下腔静脉、下腔静脉肝后段缺如等，行腹膜后间隙各器官手术时，应引起注意。如肾切除术尤其左肾切除时，切勿损伤左侧下腔静脉。

二、腹膜后隙的淋巴

腹膜后隙的淋巴包括髂总淋巴结、腰淋巴结、腹腔淋巴结、肠系膜上淋巴结、肠系膜下淋巴结等。

乳糜池：由左、右腰干和一个肠干合成。位于脊柱前面，在第11胸椎和第1腰椎之间，膈的右脚的后方；向上续为胸导管，经膈的主动脉裂孔入胸腔。

三、腹腔丛

约对第12胸椎或第1腰椎上部，位于腹主动脉前方，腹腔干和肠系膜上动脉根部周围，丛内有腹腔神经节和主动脉肾节。腹腔丛伴主动脉的分支，分出若干副丛，如胃丛、脾丛、胰丛、肠系膜上丛和肠系膜下丛等，副丛内常含有副节。

四、腹后壁的神经

名称	皮支	肌支
髂腹下神经	臀外侧区、腹股沟区及下腹部	腹外斜肌、腹内斜肌和腹横肌
髂腹股沟神经	腹股沟部、阴囊或大阴唇	腹外斜肌、腹内斜肌和腹横肌
生殖股神经	股支：股三角的皮肤	生殖支：分布于提睾肌和阴囊（随子宫圆韧带分布于大阴唇）
股外侧皮神经	大腿前外侧	
股神经	股中间皮神经、股内侧皮神经，位于大腿和膝关节前面；隐神经，位于髌下、小腿内侧面及足内侧缘	髂肌、耻骨肌、股四头肌、缝匠肌
闭孔神经	大腿内侧份皮肤	闭孔外肌、长收肌、短收肌、大收肌和股薄肌

腹后壁的血管和神经

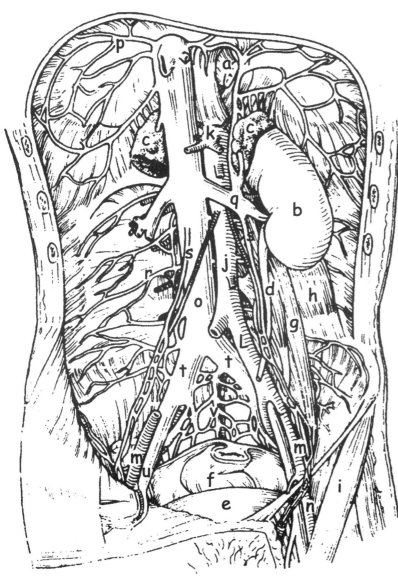

- ○ 食管 a
- ○ 肾 b
- ○ 肾上腺 c
- ○ 输尿管 d
- ○ 膀胱 e
- ○ 直肠 f
- ○ 腰大肌 g
- ○ 腰方肌 h
- ○ 缝匠肌 i

- ○ 腹主动脉 j
- ○ 腹腔干 k
- ○ 髂总动脉 L
- ○ 髂外动脉 m
- ○ 股动脉 n

- ○ 腰神经节 a`
- ○ 腹腔神经节 b`
- ○ 主动脉肾节 c`
- ○ 迷走神经后干 d`
- ○ 内脏大神经 e`
- ○ 内脏小神经 f`
- ○ 肠系膜上丛 g`
- ○ 腹主动脉丛 h`
- ○ 肠系膜下丛 i`
- ○ 上腹下丛 j`
- ○ 腹下神经 k`

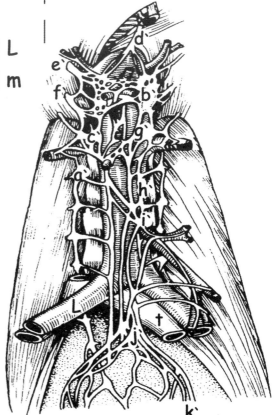

- ○ 下腔静脉 o
- ○ 膈下静脉 p
- ○ 肾静脉 q
- ○ 腰静脉 r

- ○ 睾丸静脉 s
- ○ 髂总静脉 t
- ○ 髂外静脉 u
- ○ 骶正中静脉 v

第五章　盆部及会阴

直肠和肛管

一、直肠

1. 位置和毗邻：在第 3 骶平面续于乙状结肠，向下穿过盆膈移行为肛管。行程中有两个弯曲：骶曲、会阴曲。直肠内有 3 个直肠横襞，其中第 2 个横襞较恒定，在直肠右侧，离肛门 11 cm，作为直肠镜检定位标志。

直肠的前面与膀胱底部、前列腺、精囊、输精管末端（女性为阴道后壁）等器官毗邻，这些器官如有病变均可在直肠指诊时触知。后面与骶尾骨相邻。

2. **直肠的动脉**

解剖命名	临床命名	来源	分布
直肠上动脉	直肠上动脉	肠系膜下动脉	直肠齿状线以上的部分
直肠下动脉	直肠中动脉	髂内动脉前干	直肠下部的前面
肛动脉	直肠下动脉	髂内动脉	肛门内、外括约肌和肛管末端
骶正中动脉	骶正中动脉	腹主动脉分叉处后壁	直肠壁

3. **直肠的静脉**：**直肠肛管内丛**位于黏膜下及肛管皮下，以齿状线为界分为直肠肛管上丛和直肠肛管下丛。**直肠肛管外丛**位于腹膜返折线以下的肌层表面。

二、肛管

1. **齿状线**：肛柱下端及肛瓣的边缘连成锯齿状的环形线，称**齿状线**或**肛皮线**。此线上、下覆盖的上皮、血液供应、淋巴引流以及神经分布完全不同。

直肠和肛管内静脉丛管腔大、管壁薄、缺乏静脉瓣，并斜行穿过肠管壁，血流缓慢，加上承受肠腔内粪便压力，容易引起血液淤积，使静脉丛纡曲扩张成团，称为**痔**。**内痔**由直肠静脉丛形成，位于齿状线以上，覆盖着黏膜。**外痔**由肛管静脉丛形成，位于齿状线以下，覆盖着皮肤。**混合痔**由直肠和肛管静脉丛共同形成，痔核跨越齿状线融合为一，表面覆盖着直肠黏膜（上半部分）和肛管皮肤（下半部分）。

2. **肛门括约肌**：**肛门内括约肌**是不随意肌，仅有协助排便的作用，无括约肛门的功能。**肛门外括约肌**为横纹肌，由浅入深可分为皮下部、浅部及深部。

由肛门外括约肌的浅部、深部，耻骨直肠肌，肛门内括约肌以及直肠壁纵行肌层的下部等，在肛管与直肠移行处的外围，共同构成强大的**肛直肠环**。此环对括约肛门有重要作用，手术时若不慎被切断，可引起排便失禁。

三、坐骨直肠窝

1. **坐骨肛门窝（坐骨直肠窝）**：位于肛提肌下方、肛管的两侧，为成对的楔形隙。窝内脂肪感染坏死后，形成的脓肿较大。如未能及时切开引流，一侧的脓肿可通过肛管后方或前方的深间隙蔓延至对侧，形成马蹄形脓肿；脓肿易向内破入肛管，如同时向下穿皮肤，则形成肛瘘。向上可穿过肛提肌蔓延至骨盆腹膜外间隙，形成骨盆脓肿。

2. **阴部管**：即 Alcock 管，位于坐骨直肠窝的外侧壁，坐骨结节的上方 3～4cm 处，为闭孔筋膜与会阴浅筋膜共同围成的管状裂隙。此管起于坐骨小孔附近向下前行至尿生殖膈的后缘，其中通过阴部内血管、阴部神经及其分支。

四、盆腔其他脏器

1. **膀胱**：位于盆腔前部，耻骨联合及左、右耻骨支的后方。空虚的膀胱为腹膜外位器官，充盈的膀胱为腹膜间位器官。动脉主要是膀胱上动脉和膀胱下动脉。神经支配来自盆丛，盆内脏神经可以收缩逼尿肌，松弛尿道内括约肌排尿；感觉纤维经盆内脏神经传入。

2. **前列腺**：位于膀胱颈和尿生殖膈之间，向后接近直肠前壁，距肛门 4～6cm，活体上可经直肠探查触摸前列腺。老年人前列腺肿大时，往往向内挤压尿道，引起排尿困难。

直肠和肛管

○ 直肠 a
○ 肛管 b
○ 髋骨 c
○ 腹膜腔 d
○ 股骨头 e
○ 乙状结肠 f
○ 坐骨大孔 g
○ 尾骨肌 h
○ 肛提肌 i

○ 腹主动脉 j
○ 肠系膜下动脉 k
○ 直肠上动脉 L
○ 髂内动脉 m
○ 直肠下动脉 n
○ 阴部内动脉 o
○ 肛动脉 p
○ 骶正中动脉 q

○ 坐骨直肠窝 r
○ 耻骨直肠肌 s
○ 闭孔内肌 t
○ 肛尾体 u
○ 会阴体 v

○ 深部 w3
○ 浅部 w2
○ 皮下部 w1
○ 肛门外括约肌 w

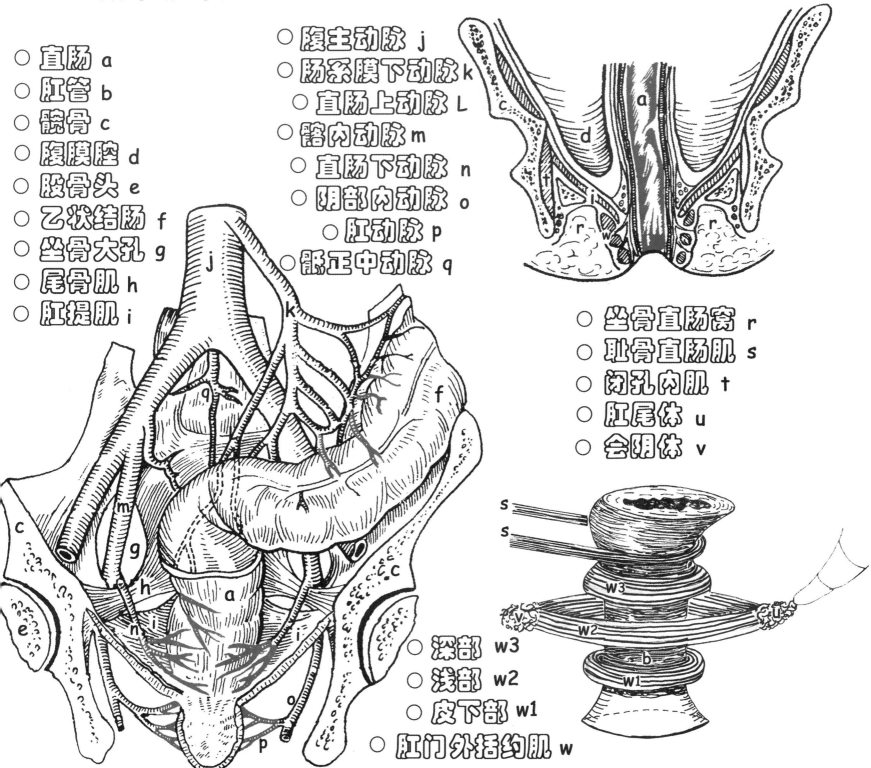

37

子宫和盆丛

一、子宫

1. 位置和毗邻：子宫位于盆腔中央，轻度前倾前屈，前邻膀胱，后靠直肠，向下以子宫颈接阴道，两侧与阴道侧穹窿、输尿管及子宫动脉毗邻。

2. 子宫的韧带：子宫的正常位置主要依靠子宫诸韧带、盆膈、尿生殖膈及会阴中心腱等结构维持，这些结构受损或松弛时，可以引起子宫脱垂。

子宫阔韧带	卵巢系膜＋输卵管系膜＋子宫系膜，可限制子宫向两侧移动
子宫圆韧带	维持子宫前倾位
子宫主韧带	非常坚韧，是固定子宫颈位置的主要结构。损伤或牵拉造成该韧带松弛后，容易引起子宫脱垂
骶子宫韧带	向后上牵引子宫颈，阻止子宫颈向前移位，维持子宫的前屈姿势

3. **子宫动脉**：多起自髂内动脉前干，主干一路发出子宫体和子宫底的营养血管，主要分支有阴道降支、输卵管支、卵巢支。子宫动脉在子宫两侧与输尿管交叉，在子宫切除术中，结扎子宫动脉时应注意勿伤及其下方的输尿管。

二、子宫附件

子宫附件包括卵巢、输卵管。

1. **卵巢**：位于盆腔内侧壁，髂内、外动脉夹角处外下方的卵巢窝。向前借卵巢系膜连于子宫阔韧带腹膜后层，有卵巢门。向上借卵巢悬韧带连骨盆侧壁，向下借卵巢固有韧带连子宫角。

卵巢悬韧带为小骨盆入口侧缘延至卵巢上端，有卵巢动、静脉经过。此韧带的后内侧靠近盆壁处与输尿管相邻，因此，手术中处理卵巢悬韧带时，注意勿伤及输尿管。

2. **输卵管**：位于子宫阔韧带上缘内，分子宫部、峡部、壶腹部和漏斗部。漏斗部开口于腹腔，称**输卵管腹腔口**；另一端开口于子宫腔，称**输卵管子宫口**。作绝育手术时，常以输卵管伞作为判断输卵管的标志。

左侧输卵管与乙状结肠相邻；右侧输卵管与阑尾和右侧输尿管的第2个狭窄处靠近。因此，右侧输卵管炎、右侧阑尾炎和右侧输尿管结石的疼痛部位甚为接近。

三、上腹下丛

上腹下丛主体位于由左、右髂总动脉和骶岬围成的髂间三角内，左髂总静脉和第5腰椎前面，被结缔组织包绕。上腹下丛跨越骶岬后分为左、右**腹下神经**，而腹下神经除发出部分分支支配与其平行的输尿管，其主干沿直肠系膜侧方向下与**盆内脏神经**等交汇于**下腹下丛**，即**盆丛**。

四、盆丛

盆丛由左、右腹下神经，盆内脏神经（副交感）和骶交感干节后纤维（交感）共同组成。盆丛发出的纤维与髂内动脉分支伴行，形成膀胱丛、前列腺丛、子宫阴道丛、直肠丛等。

盆内脏神经：即盆神经，副交感属性，由第2～4骶神经前支中的副交感神经节前纤维组成，参与盆丛组成，在脏器附近或壁内副交感神经节交换神经元，节后纤维分布于结肠左曲以下的消化管和盆腔脏器。

盆腔内肿瘤或妊娠子宫的压迫，以及子宫颈癌或直肠癌广泛清除术时，均可能导致盆丛的损伤。一旦损伤，可导致尿潴留或阳萎。

五、盆腔中的其他神经

1. **骶丛**：由腰骶干、所有骶神经和尾神经的前支组成，主要分支有臀上神经、臀下神经、阴部神经、股后皮神经和坐骨神经。

2. **骶交感干**：为腰交感干的延续，尾骨处汇聚成**奇神经节**（又称尾神经节），节后纤维部分参与盆丛组成，部分形成灰交通支，与骶神经相连。

子宫和盆丛

乳糜池

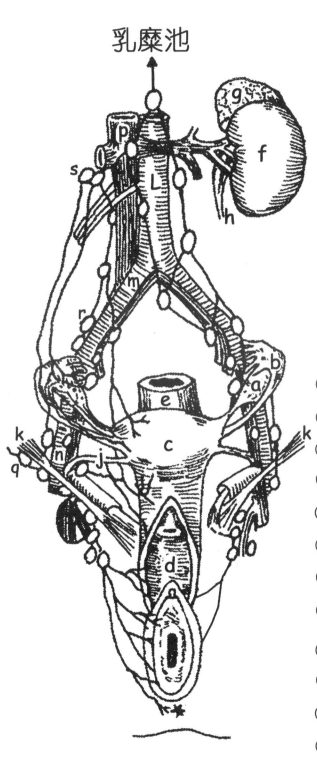

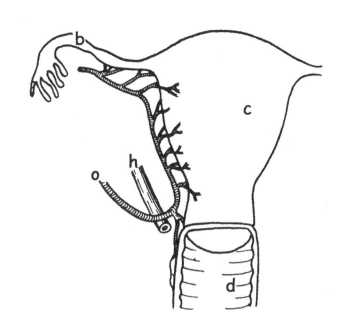

- ○ 卵巢 a
- ○ 输卵管 b
- ○ 子宫 c
- ○ 阴道 d
- ○ 直肠 e
- ○ 肾 f
- ○ 肾上腺 g
- ○ 输尿管 h
- ○ 膀胱 i
- ○ 子宫圆韧带 j
- ○ 腹股沟韧带 k

- ○ 上腹下丛 x
- ○ 下腹下丛（盆丛）y
- ○ 腹下神经 z

- ○ 腹主动脉 L
- ○ 髂总动脉 m
- ○ 髂外动脉 n
- ○ 子宫动脉 o
- ○ 下腔静脉 p
- ○ 腹股沟浅淋巴结 q
- ○ 髂总淋巴结 r
- ○ 腰淋巴结 s
- ○ 骶交感干 t
- ○ 直肠丛 u
- ○ 膀胱丛 v
- ○ 前列腺丛 w

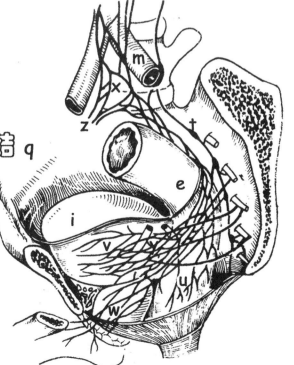

会　阴

一、境界和分区

境界	广义的会阴是指盆膈以下封闭小骨盆下口的全部软组织，略呈菱形。前为耻骨联合下缘及耻骨弓状韧带；两侧为耻骨弓、坐骨结节及骶结节韧带；后为尾骨尖	
分区	尿生殖区（尿生殖三角）	两侧坐骨结节连线之前区，有尿道及外生殖器
	肛区（肛三角）	两侧坐骨结节连线之后区，有肛管

1. 浅筋膜：会阴部皮肤有阴毛，富有汗腺、皮脂腺。浅筋膜分为两层，浅层为脂肪层；深层即**会阴浅筋膜**（Colles 筋膜），向前上延续于阴囊肉膜、阴茎浅筋膜以及腹前外侧壁的浅筋膜深层（Scarpa 筋膜）。

2. **会阴深筋膜**：又分为浅层的尿生殖膈下筋膜和深层的尿生殖膈上筋膜。

3. **会阴肌**：浅层包括会阴浅横肌、坐骨海绵体肌（女性又称阴蒂勃起肌）及球海绵体肌（女性又称阴道括约肌）3 对。**深层包括会阴深横肌、尿道括约肌**（女性为尿道阴道括约肌）。

二、尿生殖膈

会阴肌深层以及被覆其上的尿生殖膈上、下筋膜，共同构成尿生殖膈，有封闭盆膈裂孔、加固盆底的作用。

三、筋膜间隙

1. **会阴浅隙**：位于会阴浅筋膜与尿生殖膈下筋膜之间。内有会阴浅横肌、坐骨海绵体肌、球海绵体肌、阴茎脚、尿道球、会阴血管、神经等。

2. **会阴深隙**：位于尿生殖膈上、下筋膜之间。内有会阴深横肌、尿道括约肌、尿道球腺，另有尿道膜部穿过会阴深隙。

四、会阴中心腱

会阴中心腱是位于尿生殖膈后缘中点，肛门和外生殖器之间的会阴缝深部的腱性结构。在男性位于肛管与阴茎根之间，在女性位于肛管与阴道前庭后端之间，是一肌性结缔组织结节，具有加固盆底、承托盆内脏器的作用。

在女性，会阴中心腱较发达，其表面为阴道与肛门之间区域，称**产科会阴，即狭义的会阴**。肛门外括约肌、会阴浅横肌、会阴深横肌、球海绵体肌（女性为阴道括约肌）、肛提肌等均有纤维附于中心腱，这些结构有加固盆底的作用。在分娩时，此处受很大张力，伸展扩张较大，会阴中心腱保护不妥，可引起撕裂。

五、肛区（肛三角）

1. **位置**：位于两侧坐骨结节连线之后区，有肛管通过。

2. **动脉**：肛区的动脉为髂内动脉分出的**阴部内动脉**，经梨状肌下孔出盆后至臀区，绕过坐骨棘后面经坐骨小孔入坐骨直肠窝，主干沿坐骨直肠窝的外侧壁前行，进入阴部管，并分出 2～3 支肛动脉。

3. **神经**：骶丛发出阴部神经，与阴部内血管伴行，在阴部管内发出肛神经、会阴神经及阴茎背神经。肛神经分布于肛提肌、肛门外括约肌、肛管下部及肛周皮肤等。由于阴部神经在行程中绕坐骨棘，故会阴手术时，常将麻药由坐骨结节与肛门连线的中点经皮刺向坐骨棘下方，以进行阴部神经阻滞。

盆部思考题

1. 直肠的位置、毗邻和动脉供血，以及直肠癌根治手术的解剖学基础是什么？

2. 子宫的正常位置及其固定装置是什么？

3. 会阴的境界和分区，以及产科保护会阴的解剖学基础是什么？

会阴

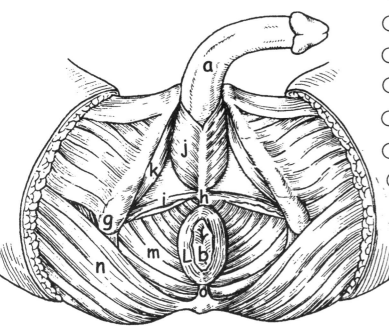

○ 阴茎 a
○ 肛门 b
○ 阴道口 c
○ 小阴唇 d
○ 前庭球 e
○ 前庭大腺 f
○ 坐骨结节 g

○ 会阴中心腱 h
○ 会阴浅横肌 i
○ 球海绵体肌 j
○ 坐骨海绵体肌 k
○ 肛门外括约肌 L

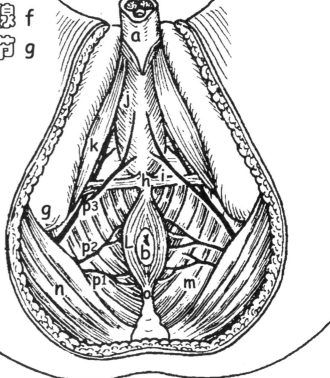

○ 肛提肌 m
○ 臀大肌 n
○ 肛尾韧带 o

阴部神经 p
○ 肛神经 p1
○ 会阴神经 p2
○ 阴茎背神经 p3

41

第六章 背 部

一、项背部

1. **背部肌层**：由浅至深可分为浅、中、深三层。**浅层**是斜方肌、背阔肌，**中层**是肩胛提肌、菱形肌、上后锯肌、下后锯肌，**深层**是夹肌和竖脊肌等。

2. **项背部三角区**

听诊三角	斜方肌外下方，肩胛骨下角内侧的肌间隙	内上界：斜方肌外下缘 外侧界：肩胛骨脊柱缘 下界：背阔肌上缘
腰上三角	位于背阔肌深面，第12肋的下方	竖脊肌外侧缘，腹内斜肌后缘，第12肋（有时下后锯肌参与）
腰下三角	位于腰区下部，腰上三角的外下方	髂嵴，腹外斜肌后缘，背阔肌前下缘
枕下三角	位于夹肌和头半棘肌上部的深面、枕骨下方、项区上部中线的侧面，由枕下肌群围成	内上界：头后大直肌 外上界：头上斜肌 外下界：头下斜肌

二、脊柱区

椎骨间的连结由后向前的结构依次为棘上韧带、棘突和棘间韧带、椎弓板及黄韧带、后纵韧带、椎体及椎间盘、前纵韧带等。

1. **椎间孔**：由椎骨的椎下切迹和下一块椎骨的椎上切迹构成，有脊神经通过，任何骨性或纤维性病变都可造成椎间孔的狭窄，压迫脊神经。

2. **椎管**：各椎骨的椎孔形成的椎管及骶骨的骶管连成的骨纤维性管道，向上经枕骨大孔通颅腔，向下终于骶管裂孔。椎管内容纳脊髓等结构。

除椎间盘突出外，黄韧带随年龄增长可出现增生肥厚，以腰段为多见，常导致腰椎管狭窄，压迫马尾而引起腰腿痛。

3. **脊髓被膜和被膜间隙**：由外向内依次是硬脊膜、脊髓蛛网膜和软脊膜、硬膜外隙、硬膜下隙和蛛网膜下隙。

齿状韧带：为软脊膜向两侧伸出的三角形结构，呈额状位，介于脊神经前、后根之间；其外侧缘形成三角形齿尖，与硬脊膜相连，有维持脊髓正常位置的作用。

4. **脊神经根**：脊神经根借硬脊膜鞘紧密连于椎间孔周围，常见的椎间盘突出可压迫脊神经根。如腰第4、5椎间盘突出，被压迫的是第5腰神经或第5腰神经和第1骶神经。

三、肩胛区

1. **骨骼肌**：主要包括三角肌、冈上肌、冈下肌、小圆肌、大圆肌和肩胛下肌。

2. **肌腱袖（肩袖或旋转袖）**：由冈上肌、冈下肌、小圆肌、肩胛下肌的腱性部在肩关节囊周围连成腱板，对肩关节起稳定作用。当肩关节扭伤或脱位时，可导致肩袖撕裂或肱骨大结节骨折。

3. **三边孔**：上界为小圆肌、肩胛下肌、肩胛骨外缘和肩关节囊，下界为大圆肌，外侧界为肱三头肌长头，内有旋肩胛动、静脉通过。

4. **四边孔**：上界为小圆肌、肩胛下肌和肩关节囊，下界为大圆肌，内侧界为肱三头肌长头，外侧界为肱骨外科颈，内有旋肱后动、静脉和腋神经通过。

5. **腋神经**：与旋肱后血管一起穿四边孔，在三角肌深面分为前、后两支，前支支配三角肌的前中部，后支支配三角肌后部和小圆肌。

背部思考题

1. 背部骨骼肌及神经支配、腰背部三角各是什么？

2. 肾手术行腹膜外入路和硬膜外麻醉的解剖层次各是什么？

3. 腰椎间盘突出症出现大腿后外侧、小腿及足背疼痛的解剖学基础是什么？

4. 肩胛骨周围的肌肉、血管和神经是什么？

背部

- ○ 胸锁乳突肌 a
- ○ 斜方肌 b
- ○ 背阔肌 c
- ○ 头夹肌 d
- ○ 菱形肌 e
- ○ 前锯肌 f
- ○ 竖脊肌 g
- ○ 下后锯肌 h
- ○ 腹外斜肌 i
- ○ 腹内斜肌 j
- ○ 臀大肌 k
- ○ 臀中肌 L
- ○ 脊髓 m
- ○ 脊神经 n
- ○ 脊神经节 o
- ○ 后纵韧带 p
- ○ 硬膜外隙 q
- ○ 蛛网膜下隙 r

听诊三角
腰下三角
三边孔
四边孔

- ○ 三角肌 s1
- ○ 冈上肌 s2
- ○ 冈下肌 s3
- ○ 小圆肌 s4
- ○ 大圆肌 s5
- ○ 腋神经 t
- ○ 肩胛上神经 u
- ○ 旋肩胛动脉 v
- ○ 肱三头肌长头 w

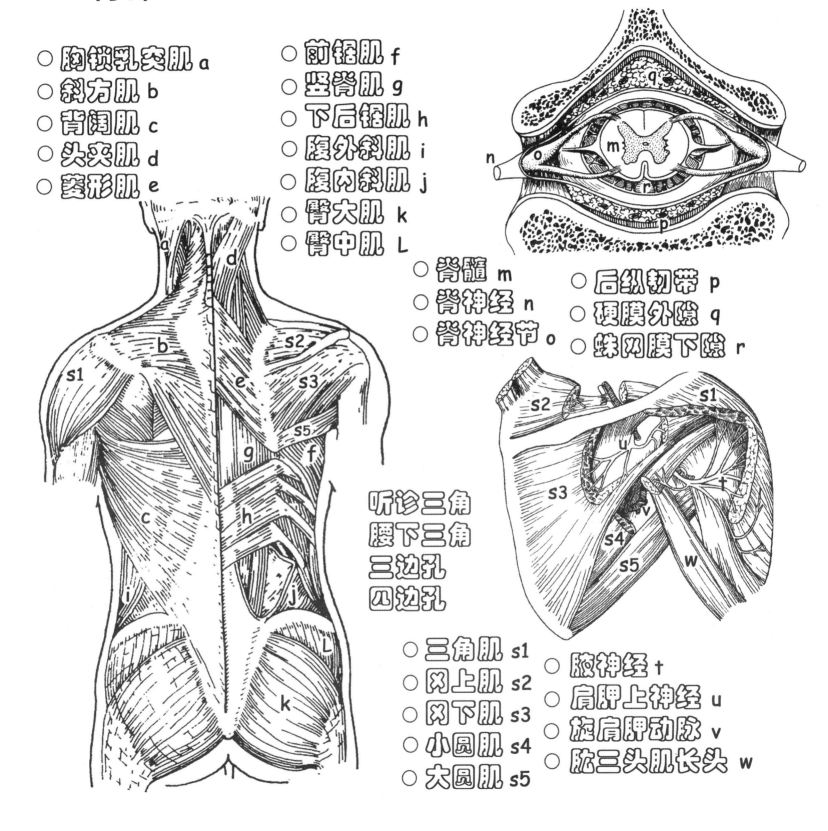

第七章 上 肢

腋 区

一、腋窝

腋窝位于肩关节下方、臂上段与胸前外侧壁上部之间。当上肢外展时，皮肤向上呈穹窿状的凹陷，其深部呈四棱锥体形腔隙称**腋窝**，由四壁、一顶和一底组成，内有腋动脉及其分支、腋静脉及其属支、臂丛锁骨下部及其分支以及腋淋巴结和脂肪组织等。

前壁	胸大肌、胸小肌、锁骨下肌、锁胸筋膜
后壁	肩胛下肌、背阔肌、大圆肌、肩胛骨
内侧壁	前锯肌的上数个肌齿、上四位肋骨和肋间隙
外侧壁	肱骨结节间沟，肱二头肌长、短头和喙肱肌
顶	由锁骨中 1/3、第 1 肋外缘和肩胛骨上缘围成，向上与颈根部相通
底	由皮肤、浅筋膜和深（腋）筋膜组成

腋筋膜与胸壁的深筋膜相续连，其中央部比较薄弱，且有皮神经、浅血管和淋巴管穿过而呈筛状，称为**筛状筋膜**。

二、腋动脉及其分支

腋动脉自第 1 肋外缘接续锁骨下动脉，至大圆肌腱和背阔肌的下缘延续为肱动脉。腋动脉的前方被胸小肌覆盖，以胸小肌为标志分为三段。

腋动脉	分支	分布
第 1 段	胸上动脉	胸大肌、胸小肌、三角肌、肩峰
第 2 段	胸外侧动脉，胸肩峰动脉	前锯肌、乳房
第 3 段	肩胛下动脉，旋肱前、后动脉	冈下窝附近肌、背阔肌、三角肌、肩关节

三、臂丛

臂丛位于腋窝内的部分为锁骨下部的分支。

5 根	$C_5 \sim C_8$，T_1 前支		
3 干	上干、中干和下干		
6 股	每干分 2 股		
2 部	锁骨上部：发出胸长神经、肩胛背神经、肩胛上神经、锁骨下肌神经		
	锁骨下部：其分支均发自"3 束"		
3 束	外侧束	胸外侧神经、肌皮神经、正中神经外侧根	
	内侧束	胸内侧神经、臂内侧皮神经、前臂内侧皮神经、尺神经、正中神经内侧根	
	后束	肩胛下神经、胸背神经、桡神经、腋神经	
7 神经	正中神经、肌皮神经、尺神经、桡神经、腋神经、胸长神经、胸背神经		

四、腋淋巴结

腋淋巴结位于疏松结缔组织内，分 5 群。

腋淋巴结	收纳
胸肌淋巴结	胸前外侧壁、乳房外侧部的淋巴
外侧淋巴结	上肢的淋巴
肩胛下淋巴结	背部、肩部及胸后壁的淋巴
中央淋巴结	上述 3 群淋巴结的输出管
尖淋巴结	中央群及其他各群淋巴结的输出管，以及乳房上部的淋巴输出管组成锁骨下干

五、腋鞘

腋鞘是腋窝内包裹腋动脉、腋静脉和臂丛周围的结缔组织膜，由颈部椎前筋膜延续而来。故感染或臂丛阻滞的麻醉药物，可沿腋鞘扩散。

腋区

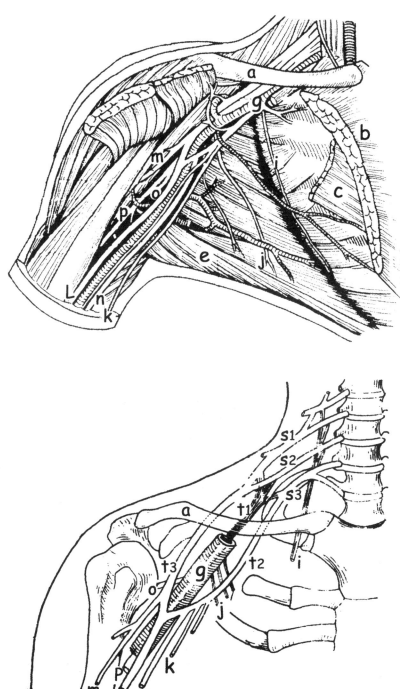

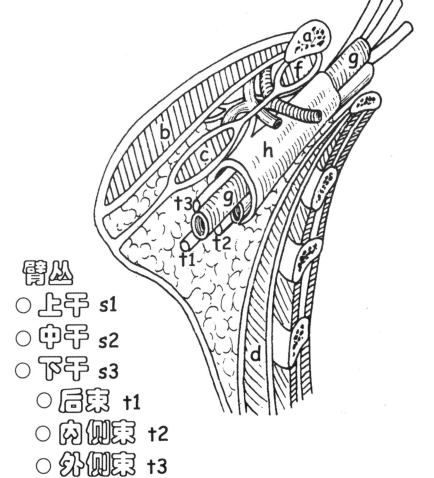

- ○ 锁骨 a
- ○ 胸大肌 b
- ○ 胸小肌 c
- ○ 前锯肌 d
- ○ 背阔肌 e
- ○ 锁骨下肌 f
- ○ 腋动脉 g
- ○ 腋鞘 h

- ○ 胸长神经 i
- ○ 胸背神经 j
- ○ 前臂内侧皮神经 k
- ○ 正中神经 L
- ○ 肌皮神经 m
- ○ 尺神经 n
- ○ 腋神经 o
- ○ 桡神经 p

臂丛
- ○ 上干 s1
- ○ 中干 s2
- ○ 下干 s3
  - ○ 后束 t1
  - ○ 内侧束 t2
  - ○ 外侧束 t3

上肢肌和肘窝

一、上肢肌

1. 臂肌

骨骼肌		作用	神经支配
臂肌前群	肱二头肌	屈肩、肘关节，并协助前臂旋后	肌皮神经
	喙肱肌	屈、内收肩关节	肌皮神经
	肱肌	屈肘关节	肌皮神经
臂肌后群	肱三头肌	伸肘关节	桡神经

2. 前臂肌前群

2. **前臂肌前群**：共9块，主要为屈腕、屈指和前臂旋前肌，从浅至深、从桡侧向尺侧可分为4层。

分层	名称	作用	神经支配
第1层	肱桡肌	屈肘、旋前	桡神经
	旋前圆肌	屈肘、旋前	正中神经
	桡侧腕屈肌	屈肘、屈腕、手外展	
	掌长肌	屈腕、紧张掌腱膜	
	尺侧腕屈肌	屈腕、手内收	尺神经
第2层	指浅屈肌	屈腕、屈指掌关节、屈近侧指关节	正中神经
第3层	拇长屈肌	屈拇指	正中神经
	指深屈肌	屈腕、屈指掌关节、屈远侧指关节	正中神经、尺神经
第4层	旋前方肌	旋前	正中神经

3. 前臂肌后群

3. **前臂肌后群**：主要为伸腕、伸指和前臂旋后肌，均受桡神经支配。

前臂肌后群分浅层和深层，自桡侧向尺侧依次为：

浅层	桡侧腕长伸肌、桡侧腕短伸肌、指伸肌、小指伸肌、尺侧腕伸肌
深层	旋后肌、拇长展肌、拇短伸肌、拇长伸肌、示指伸肌

二、肘窝

上界	肱骨内、外上髁连线
下外侧界	肱桡肌
下内侧界	旋前圆肌
窝底	由肱肌、旋后肌和肘关节囊构成
窝顶	由浅入深为皮肤、浅筋膜、深筋膜、肱二头肌
内容物	肱二头肌腱、肱动脉及其终支、肱静脉、正中神经、前臂外侧皮神经、桡神经（浅、深支）、肘深淋巴结

上肢肌和肘窝

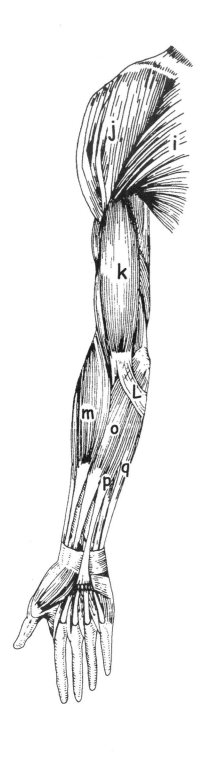
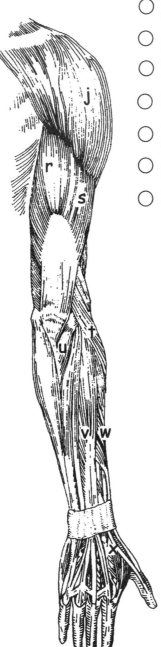

- 头静脉 a
- 贵要静脉 b
- 肘正中静脉 c
- 前臂外侧皮神经 d
- 前臂内侧皮神经 e
- 正中神经 f
- 肱动脉 g
- 桡动脉 h

- 胸大肌 i
- 三角肌 j
- 肱二头肌 k
- 肱二头肌腱膜 L
- 肱桡肌 m
- 旋前圆肌 n
- 桡侧腕屈肌 o
- 掌长肌 p
- 尺侧腕屈肌 q
- 肱三头肌长头 r
- 肱三头肌外侧头 s
- 桡侧腕长伸肌 t
- 肘肌 u
- 指伸肌 v
- 拇长展肌 w
- 拇长伸肌腱 x

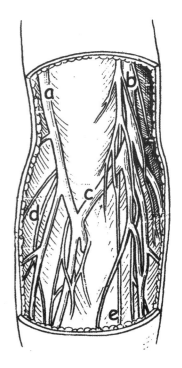
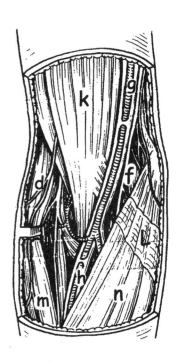

臂　丛

一、臂丛的主要神经

神经	组成	分布
胸长神经	$C_{5\sim7}$ 前支	支配前锯肌，前锯肌瘫痪，发生"翼状肩"
胸背神经	$C_{6\sim8}$ 前支	支配背阔肌
腋神经	$C_{5\sim6}$ 前支	运动纤维支配三角肌和小圆肌；感觉纤维分布于肩部和臂外侧上部的皮肤
肌皮神经	$C_{5\sim7}$ 前支	运动纤维支配肱二头肌、喙肱肌和肱肌；感觉纤维分布于前臂外侧的皮肤
正中神经	$C_6 \sim T_1$ 前支	运动纤维支配大部分的前臂前群肌和部分手肌；感觉纤维分布于手掌桡侧 2/3，桡侧 3 个半手指掌面和中、远节背面的皮肤
尺神经	$C_8 \sim T_1$ 前支	运动纤维支配尺侧腕屈肌、指深屈肌尺侧半和部分手肌；感觉纤维分布于手掌尺侧 1/3、尺侧 1 个半手指掌面和手背尺侧 2 个半指的皮肤
桡神经	$C_5 \sim T_1$ 前支	运动纤维支配上肢背侧的肌肉；感觉纤维分布于上肢背侧皮肤、手背桡侧半和桡侧 2 个半手指的皮肤

二、主要血管神经束

1. 桡侧血管神经束

桡动脉：肱动脉（桡骨颈前方）→桡动脉→近侧 1/3 位于旋前圆肌、肱桡肌之间，远侧 2/3 行于肱桡肌、桡侧腕屈肌之间。主要分支有桡侧返动脉、掌浅支（穿鱼际肌入掌，参加掌浅弓的组成）。

桡静脉：有 2 条，始终与桡动脉伴行。

桡神经浅支：与桡动脉相伴行于肱桡肌深面，至前臂远侧 1/3 段两者分开，桡神经浅支经肱桡肌深面转至前臂后区。

2. 尺侧血管神经束

尺动脉：肱动脉（桡骨颈前方）→尺动脉→前臂近侧 1/3 部位行于指浅屈肌深面，远侧 2/3 部位于尺侧腕屈肌与指浅屈肌之间。主要分支有尺侧返动脉、骨间总动脉（骨间前动脉、骨间后动脉）。

尺静脉：有 2 条，始终与尺动脉伴行。

尺神经：尺神经分布于尺侧腕屈肌、指深屈肌尺侧半，手背尺侧半的皮肤。在肘部进行尺神经麻醉时，可在肘后尺神经沟的近侧进行；在腕部进行尺神经麻醉时，可在尺侧腕屈肌腱的桡侧进行。

3. 正中神经血管束

正中动脉：自骨间前动脉发出，伴正中神经下行，行程中有同名静脉伴行。该动脉常缺如。

正中神经：肱二头肌腱内侧→穿过旋前圆肌的肱、尺头之间→在前臂中 1/3 部行于指浅、深屈肌之间→远侧 1/3 部行于桡侧腕屈肌与掌长肌之间→经腕管进入手掌。在肘部进行正中神经麻醉时，可在肱动脉的内侧进行。在腕部阻滞正中神经时，可在掌长肌腱的桡侧进行。

4. 骨间前血管神经束：由骨间前血管和神经组成。

臂丛

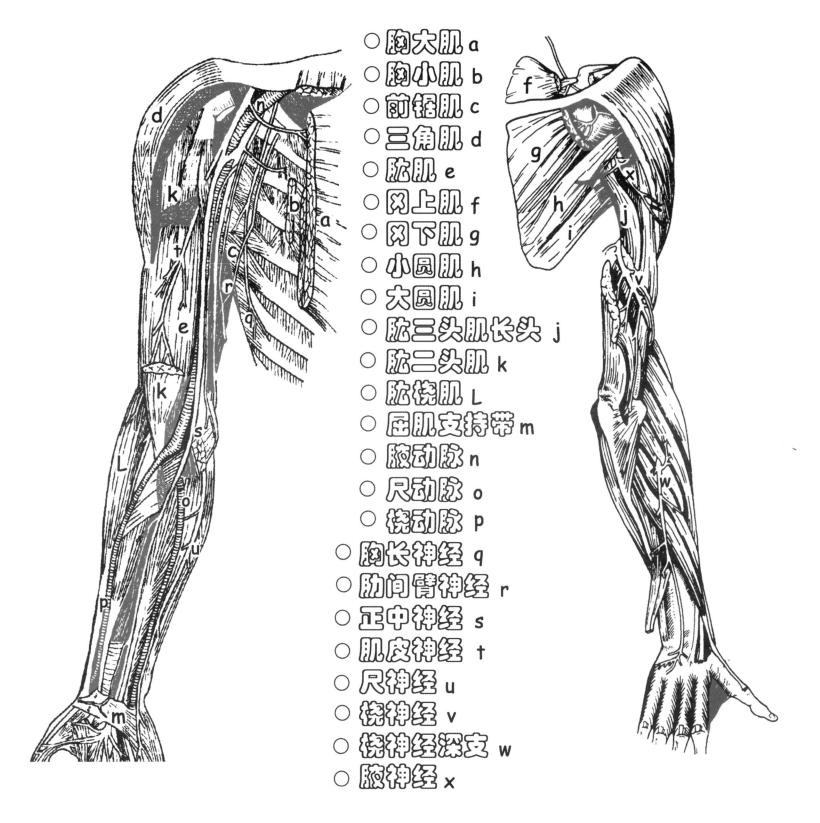

- ○ 胸大肌 a
- ○ 胸小肌 b
- ○ 前锯肌 c
- ○ 三角肌 d
- ○ 肱肌 e
- ○ 冈上肌 f
- ○ 冈下肌 g
- ○ 小圆肌 h
- ○ 大圆肌 i
- ○ 肱三头肌长头 j
- ○ 肱二头肌 k
- ○ 肱桡肌 L
- ○ 屈肌支持带 m
- ○ 腋动脉 n
- ○ 尺动脉 o
- ○ 桡动脉 p
- ○ 胸长神经 q
- ○ 肋间臂神经 r
- ○ 正中神经 s
- ○ 肌皮神经 t
- ○ 尺神经 u
- ○ 桡神经 v
- ○ 桡神经深支 w
- ○ 腋神经 x

手肌和手指

一、手肌

手肌包括外侧群运动拇指的鱼际肌、内侧群的小鱼际肌和中间群的蚓状肌和骨间肌，它们的起止均在手骨。

1. **蚓状肌**：为4块细束状小肌，起自指深屈肌腱桡侧，伴行于至手指的血管、神经的深方，经指蹼间隙到达指的桡侧，而后转至第2~5指背面，加入指背腱膜。作用：屈掌指关节，伸指间关节。除第1、2蚓状肌由正中神经支配，第3、4蚓状肌由尺神经深支支配。

2. **骨间肌**：共7块，位于掌骨间隙内，可分为骨间掌侧肌和骨间背侧骨。**骨间掌侧肌**共3块，位于尺侧3个掌骨间隙内，可使第2、4、5指向中指靠拢（内收）。**骨间背侧肌**共4块，位于4个掌骨间隙的背侧部，它们的作用是以中指为中线外展第2、4指。由于7块骨间肌都加入指背腱膜，故骨间肌还能协同蚓状肌屈掌指关节，伸指间关节。骨间肌均由尺神经深支支配。

二、手掌的筋膜间隙

手掌筋膜间隙位于指屈肌腱及屈肌总腱鞘的深面，第3、4骨间掌侧肌和拇收肌掌面的筋膜浅面。它是一潜在的间隙，其中充填着疏松结缔组织。此间隙又被掌中隔分为桡侧的鱼际间隙和尺侧的掌中间隙。

三、手指

1. **手指的血管和神经** 每一手指均有四条动脉和神经，两条指掌侧固有动脉和两条指背动脉，它们都有同名神经伴行，走行于手掌面和手背面两侧的皮下。手指手术常在指根部作环行阻滞麻醉，手术切口应在手指侧面中线进行，可避免损伤其血管和神经，也可避免损伤指横纹后形成瘢痕，影响手指功能。

2. **手指的肌腱**：手指掌侧的肌腱，除拇指外，每个手指的掌侧都有一条指深屈肌腱和一条指浅屈肌腱。指浅屈肌腱向远侧分为两脚，止于中节指骨的两侧，两脚之间形成腱裂孔，指深屈肌腱在其深面向远侧穿过腱裂孔，止于远节指骨。**手指背侧的肌腱**，有指伸肌腱、蚓状肌腱、骨间肌腱及支持韧带所构成的指背腱膜。

3. **手指腱鞘**：包绕指浅、深屈肌腱，位于手指的掌侧面，由腱纤维鞘和腱滑膜鞘两部分构成。

腱纤维鞘，由手指深筋膜增厚形成，连于指骨两侧，对肌腱起约束、支持和滑车作用。

腱滑膜鞘，在纤维鞘的深面与肌腱表面之间形成的双层管状结构，包绕肌腱。此鞘分脏、壁两层。在肌腱与指骨之间，脏层和壁层互相移行处称为**腱系膜**，内有出入肌腱的血管和神经通过，称为**腱纽**。第2~4指腱鞘滑膜两端封闭，拇指和小指的腱滑膜鞘向近侧分别与拇长屈肌腱鞘、屈肌总腱鞘相连续。

手指化脓性腱鞘炎时，由于腱纤维鞘不易伸展，鞘内积液可压迫肌腱和腱纽，如果不及时切开引流，可导致肌腱坏死。

4. **指端结构**：包括指腹和指甲。

指腹：远侧指节的掌侧称为**指腹**。指腹皮下组织有许多纤维束连于皮肤与指骨骨膜之间，将浅筋膜分为若干小腔。当炎症时，小腔内压力升高，压迫血管、神经而引起剧痛，甚至末节指骨坏死，因此要及时切开引流，手术时从侧面切开，横行切断纤维束才能达到减压引流之目的。

指甲：位于远节指骨背侧，是皮肤的衍生结构，对指端有保护作用。指甲深面的真皮为甲床。指甲近侧缘嵌入皮内的部分叫**甲根**。甲根基部的生发层叫**甲基**，是指甲的生长点，手术时要注意保护。指甲的两侧与皮肤之间的沟叫**甲沟**，甲沟处易外伤而感染，称甲沟炎。

手肌和手指

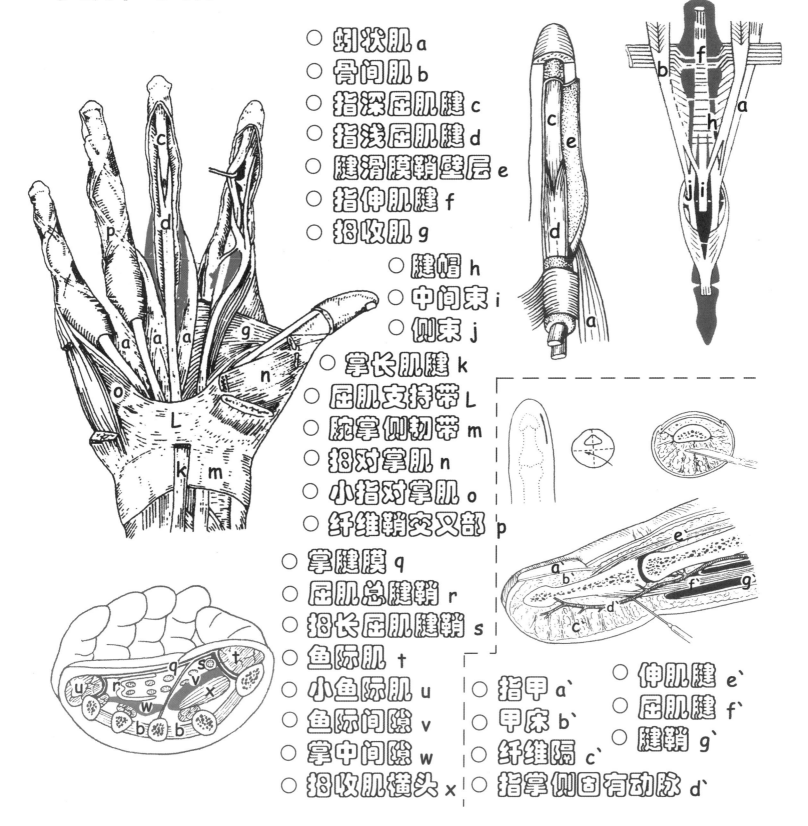

- ○ 蚓状肌 a
- ○ 骨间肌 b
- ○ 指深屈肌腱 c
- ○ 指浅屈肌腱 d
- ○ 腱滑膜鞘壁层 e
- ○ 指伸肌腱 f
- ○ 拇收肌 g
  - ○ 腱帽 h
  - ○ 中间束 i
  - ○ 侧束 j
- ○ 掌长肌腱 k
- ○ 屈肌支持带 L
- ○ 腕掌侧韧带 m
- ○ 拇对掌肌 n
- ○ 小指对掌肌 o
- ○ 纤维鞘交叉部 p
- ○ 掌腱膜 q
- ○ 屈肌总腱鞘 r
- ○ 拇长屈肌腱鞘 s
- ○ 鱼际肌 t
- ○ 小鱼际肌 u
- ○ 鱼际间隙 v
- ○ 掌中间隙 w
- ○ 拇收肌横头 x
- ○ 指甲 a`
- ○ 甲床 b`
- ○ 纤维隔 c`
- ○ 指掌侧固有动脉 d`
- ○ 伸肌腱 e`
- ○ 屈肌腱 f`
- ○ 腱鞘 g`

手部的血管

一、腕管

屈肌支持带是腕前深筋膜加厚形成的扁带，与前臂和手掌的深筋膜相延续，位置较深，厚而坚韧。尺侧附于豌豆骨和钩骨，桡侧附于舟骨和大多角骨，它与腕骨沟共同围成腕管。管内有正中神经通过，任何使腕管缩小或内容物膨大的因素均可压迫正中神经，导致腕管综合征。

掌长肌腱、尺神经和尺动脉经屈肌支持带浅面入掌。指浅、深屈肌腱及包绕它们的屈肌总腱鞘、拇长屈肌腱及包绕它的拇长屈肌腱鞘和正中神经都经屈肌支持带深方，通过腕管入掌。桡侧腕屈肌腱穿屈肌支持带在大多角骨的附着处入掌。

二、掌浅弓

掌浅弓由尺动脉的终支和桡动脉的掌浅支吻合而成，位于掌腱膜深面，指屈肌腱和正中神经浅面。

自掌浅弓的凸缘发出 4 个分支。1 支为小指尺掌侧动脉，供应小指尺侧缘；其余 3 支为**指掌侧总动脉**，经指蹼间隙下行到掌指关节附近，各分为 2 条**指掌侧固有动脉**，分别在指神经的背侧，沿指侧缘下行，供应第 2~5 指的相对缘。掌浅弓组成的类型变异较大，有时可以缺如。

三、掌深弓

掌深弓由桡动脉的终支和尺动脉的掌深支吻合而成，较细，位于掌骨和骨间肌的浅面、指屈肌腱与屈肌总腱鞘的深面，与尺神经深支伴行。

由掌深弓向远侧发出 3 条**掌心动脉**，沿骨间掌侧肌浅面下行，至掌指关节附近，分别连结相应的指掌侧总动脉。

四、手背静脉网

静脉网的桡侧半与拇指的静脉汇集形成头静脉，尺侧半与小指的静脉汇合形成贵要静脉。手的静脉回流一般由掌侧流向背侧，从深层流向浅层。

上肢思考题

1. 臂丛阻滞麻醉和锁骨下静脉穿刺术的解剖入路是什么？
2. 简述肱骨中段骨折为何容易造成桡神经的损伤。
3. 肱骨下端内侧髁骨折为何容易引起尺神经的损伤？
4. 网球肘、学生肘或矿工肘的解剖学基础是什么？
5. 腕管综合征的解剖学基础是什么？
6. 手部的腱滑膜鞘的解剖是什么？
7. 上肢皮神经的分支及分布区域是什么？

手部的血管

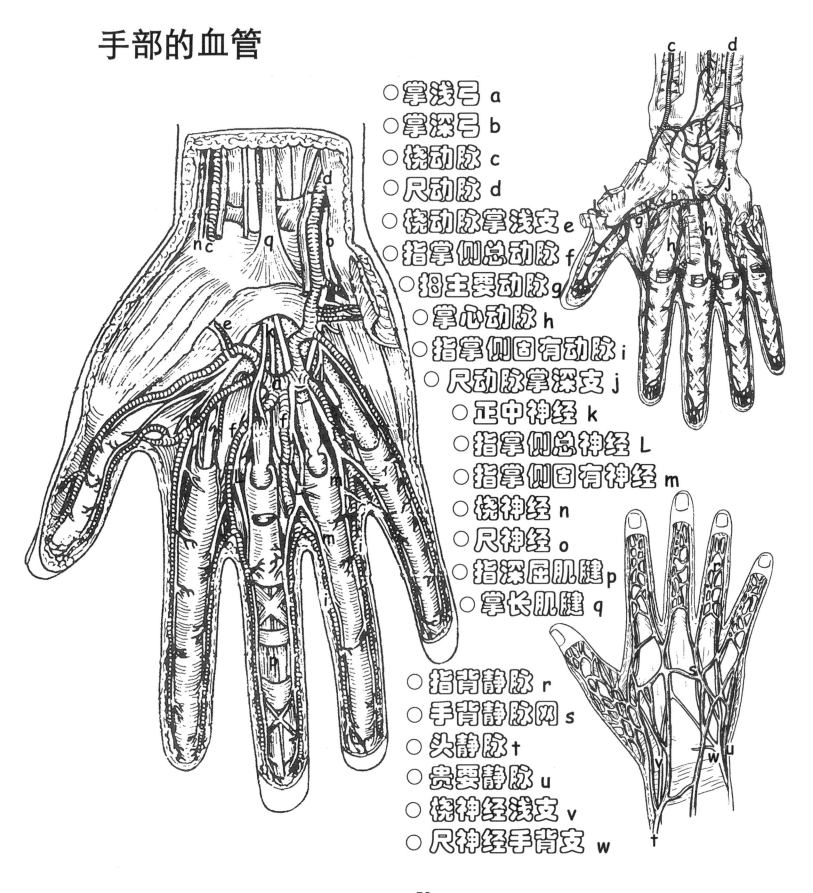

○掌浅弓 a
○掌深弓 b
○桡动脉 c
○尺动脉 d
○桡动脉掌浅支 e
○指掌侧总动脉 f
○拇主要动脉 g
○掌心动脉 h
○指掌侧固有动脉 i
○尺动脉掌深支 j
○正中神经 k
○指掌侧总神经 L
○指掌侧固有神经 m
○桡神经 n
○尺神经 o
○指深屈肌腱 p
○掌长肌腱 q

○指背静脉 r
○手背静脉网 s
○头静脉 t
○贵要静脉 u
○桡神经浅支 v
○尺神经手背支 w

手部的神经

一、臂部的皮神经

皮神经	来源	分布
臂外侧上皮神经	腋神经皮支	肩部和臂外侧区上部的皮肤
臂外侧下皮神经	桡神经皮支	臂外区下份的皮肤
肋间臂神经	第2肋间神经外侧皮支	臂上部内侧份皮肤
臂内侧皮神经	臂丛内侧束	臂内侧、臂前面
臂后皮神经	桡神经臂部皮支	臂背面皮肤

二、前臂部的皮神经

皮神经	来源	分布
前臂外侧皮神经	肌皮神经皮支	前臂外侧皮肤
前臂内侧皮神经	臂丛内侧束	前臂前内侧区前、后面
前臂后皮神经	桡神经	前臂背面皮肤

三、手部的皮神经

皮神经	来源	分布
桡神经皮支	臂丛外侧束	手背桡侧半和桡侧2个半指近节背面的皮肤
正中神经皮支	臂丛内侧束和外侧束	掌心、鱼际、桡侧半3个半指的掌面及其中节和远节手指背面的皮肤
尺神经皮支	臂丛内侧束	手背尺侧半和小指、环指及中指尺侧半背面的皮肤；浅支分布于小鱼际、小指和环指尺侧半掌面皮肤

四、手部神经损伤后表现

正中神经	若正中神经在臂部损伤时，患者前臂不能旋前，拇指、示指和中指不能屈，鱼际萎缩，称为"猿手"；若正中神经在腕部受损，症状局限于手部，其皮肤分布区感觉障碍，鱼际萎缩，拇指丧失对掌功能
尺神经	肱骨内上髁附近骨折时常常伤及尺神经，引起尺神经麻痹。患者各指不能内收，第2、4、5指不能外展，第4、5指的掌指关节过伸，指关节过屈，第2、3指的掌指关节伸直，指关节微屈，拇指不能内收，小鱼际和骨间肌萎缩，形成"爪形手"；若尺神经在腕部损伤，症状将局限于手部。主要是小鱼际萎缩，指的外展、内收功能丧失，此时夹纸试验阳性。无论尺神经在肘上还是腕部损伤，该神经分布的皮肤区均有感觉障碍
桡神经	当肱骨骨干中部或中、下1/3交界处骨折时，易伤及桡神经。患者出现不能伸腕和伸指，前臂不能旋后，前臂背面及手背面桡侧半皮肤感觉障碍，由于伸肌瘫痪和重力作用，当举前臂时呈"垂腕"状

手部的神经

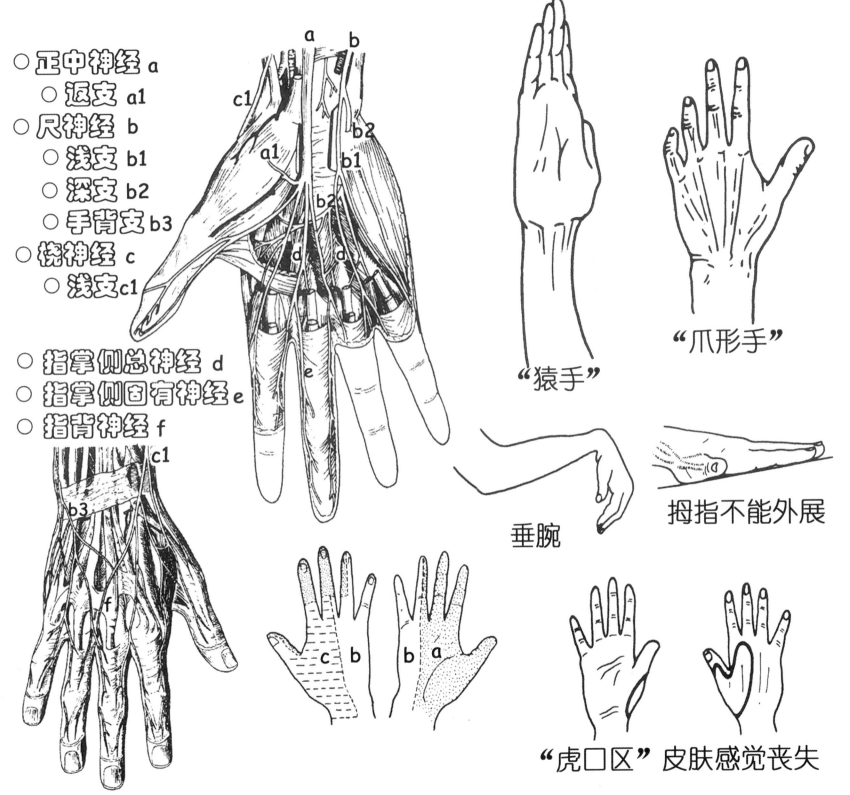

○ 正中神经 a
  ○ 返支 a1
○ 尺神经 b
  ○ 浅支 b1
  ○ 深支 b2
  ○ 手背支 b3
○ 桡神经 c
  ○ 浅支 c1

○ 指掌侧总神经 d
○ 指掌侧固有神经 e
○ 指背神经 f

"猿手"

"爪形手"

垂腕

拇指不能外展

"虎口区"皮肤感觉丧失

第八章 下 肢

臀 部

一、臀肌

臀肌为髋肌后群，分为3层：浅层有臀大肌、阔筋膜张肌；中层有臀中肌、梨状肌、上孖肌、闭孔内肌、下孖肌、股方肌；深层有臀小肌、闭孔外肌。

骨骼肌	起点	止点	作用	神经支配
臀大肌	髂骨翼外面后部，骶骨背面，骶结节韧带	臀肌粗隆和髂胫束	后伸并外旋大腿；下肢固定时，防止骨盆前倾	臀下神经
梨状肌	第2~4骶椎前面骶前孔两侧	股骨大转子的后上缘	使大腿外展、外旋	骶丛分支
臀中肌	髂骨翼外面	股骨大转子	外展髋关节	臀上神经
臀小肌	髂骨翼外面	股骨大转子	外展髋关节	臀上神经
闭孔内肌	闭孔膜内面，穿经坐骨小孔，跨髋关节后方	股骨转子间窝	外旋髋关节	闭孔神经
股方肌	坐骨结节	转子间嵴	外旋髋关节	骶丛分支
闭孔外肌	闭孔膜外面	股骨转子间窝		闭孔神经

二、坐骨大孔和坐骨小孔

骶结节韧带和**骶棘韧带**与坐骨大切迹、坐骨棘和坐骨结节围成坐骨大孔和坐骨小孔。

梨状肌肌腹穿过坐骨大孔，将坐骨大孔分为**梨状肌上孔**和**梨状肌下孔**。梨状肌上、下孔内有许多重要的神经血管经过。

三、出入梨状肌上、下孔的结构

	组成	走行结构
梨状肌上孔	上缘：坐骨大切迹上部 下缘：梨状肌	臀上神经，臀上动脉，臀上静脉
梨状肌下孔	上缘：梨状肌 下缘：坐骨棘和骶棘韧带	坐骨神经，股后皮神经，臀下神经，臀下动脉，臀下静脉，阴部内动脉，阴部内静脉，阴部神经

臀部

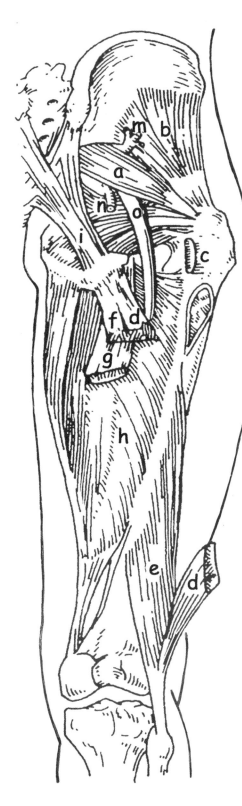

○ 梨状肌 a
○ 臀小肌 b
○ 股方肌 c
  ○ 股二头肌长头 d
  ○ 股二头肌短头 e
  ○ 半腱肌 f
  ○ 半膜肌 g
  ○ 大收肌 h
  ○ 骶结节韧带 i
  ○ 骶棘韧带 j
  ○ 闭孔内肌 k
  ○ 闭孔外肌 L
  ○ 臀上动脉 m
  ○ 臀下动脉 n

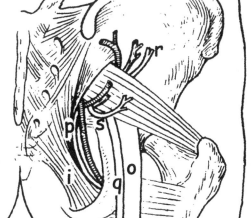

○ 坐骨神经 o
○ 阴部神经 p
○ 股后皮神经 q
○ 臀上神经 r
○ 臀下神经 s

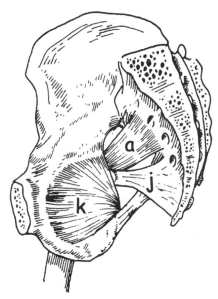

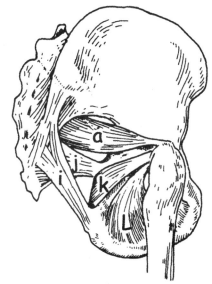

股前内侧区

一、浅筋膜

股前区内富含脂肪，在近腹股沟处的浅筋膜分浅、深两层。

浅层（脂肪层）	与腹前壁浅筋膜的脂肪层（Camper 筋膜）连续
深层（膜样层）	富含弹性纤维，与腹前壁浅筋膜的膜样层（Scarpa 筋膜）连续，并在腹股沟韧带下方约 2cm 处附着于股深筋膜

二、隐静脉孔（卵圆窝）

耻骨结节外下方约 3cm 处由阔筋膜形成卵圆形浅窝，表面覆筛筋膜，有大隐静脉、股上部浅动脉、腹股沟浅淋巴结的输出管穿过，其下缘锐利，称**镰状缘**。

三、肌腔隙和血管腔隙

在腹股沟韧带与髋骨之间有一间隙，腹部借此与股前区交通。由髂筋膜增厚形成的**髂耻弓**，自腹股沟韧带中份向后内连至髂耻隆起，将该间隙分成外侧的肌腔隙（有髂腰肌、股神经和股外侧皮神经）及内侧的血管腔隙（有股鞘、股动脉、股静脉、生殖股神经股支及淋巴管）。

四、大腿肌群

大腿肌群分大腿肌（股肌）的前群和内侧群。

前群肌	作用	神经支配
缝匠肌	可屈小腿，并使已屈的小腿内旋，还可协助髂腰肌及股直肌屈大腿	股神经
股四头肌	伸小腿，股直肌还可屈大腿	

层次	内侧群	作用	神经支配
浅层	股薄肌	内收和外旋大腿；协助屈小腿并使小腿内旋	闭孔神经；耻骨肌还受股神经支配
	长收肌	内收和外旋大腿；协助屈大腿	
	耻骨肌		
中层	短收肌	内收和外旋大腿	闭孔神经
深层	大收肌		起于坐骨结节的部分受坐骨神经支配

五、股三角

股三角是位于股前内侧区上 1/3 部由肌肉形成的一个三角形区域。股三角内结构自外侧向内侧依次是股神经、股鞘及其包含的股动脉、股静脉、股管及股深淋巴结和脂肪等。

1. **股鞘**：是腹横筋膜和髂筋膜向下延伸包裹股动脉、股静脉上段所形成的筋膜鞘，位于腹股沟韧带内侧半和阔筋膜的深方。股鞘呈漏斗状，长 3～4cm，至隐静脉裂孔下缘处即与血管外膜融合延续为**股血管鞘**。股鞘内腔被两个筋膜隔分隔成 3 个腔，**外侧腔**容纳股动脉，**中间腔**容纳股静脉，**内侧腔**称股**管**，内有脂肪和腹股沟深淋巴结。

2. **股管**：为底向上的短锥形筋膜管，平均长 1.5cm。管的**前壁**与阔筋膜融合，**后壁**与耻骨肌筋膜愈合，**外侧壁**是分隔股管与股静脉的筋膜隔。

股管上口称股环，环上覆有薄层结缔组织称股环隔。被覆隔上面的腹膜形成一小凹，称股凹。股环的**前界**为腹股沟韧带，**后界**为耻骨梳韧带，**内侧界**为腔隙韧带，**外侧界**借纤维隔与股静脉分开。

如腹腔内容物经股环、股管突出隐静脉裂孔，则形成**股疝**。

3. **收肌管**（Hunter 管）：位于股前区中 1/3 段前内侧、缝匠肌深面的一个间隙，长约 15cm。管内自前向后有隐神经和至股内侧肌的神经、股动脉、股静脉通过。股动脉在该管下端处发出一支**膝降动脉**，参与组成膝关节网。

股前内侧区

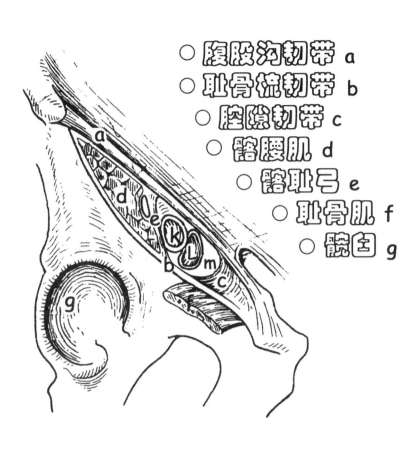

- ○ 腹股沟韧带 a
- ○ 耻骨梳韧带 b
- ○ 腔隙韧带 c
- ○ 髂腰肌 d
- ○ 髂耻弓 e
- ○ 耻骨肌 f
- ○ 髋臼 g

- ○ 髂外动脉 h
- ○ 髂外静脉 i
- ○ 股神经 j
- ○ 股动脉 k
- ○ 股静脉 L
- ○ 股管/环 m
- ○ 大隐静脉 n

- ○ 缝匠肌 o
- ○ 长收肌 p
- ○ 大收肌 q
- ○ 股薄肌 r

- ○ 股四头肌腱 s
- ○ 股直肌 t
- ○ 股内侧肌 u
- ○ 股外侧肌 v

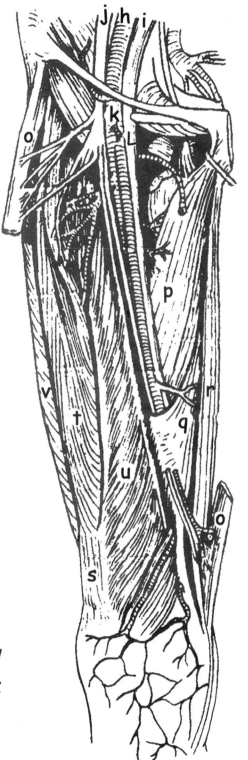

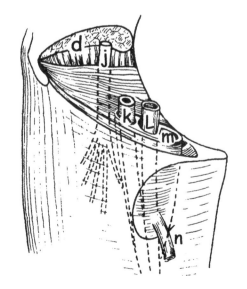

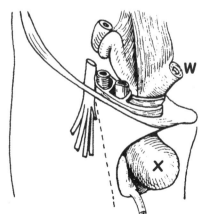

- ○ 肠管 w
- ○ 疝囊 x

股疝

59

下肢的肌群、血管和神经

一、肌群

1. **大腿肌后群**：包括股二头肌、**半腱肌**和**半膜肌**，使屈膝、伸髋，当屈膝关节时，股二头肌能使小腿轻度外旋；半膜肌和半腱肌能使小腿轻度内旋。由坐骨神经支配。

2. **小腿肌前群**：包括胫骨前肌、𧿹长伸肌、趾长伸肌和第三腓骨肌，可伸趾、背屈足和足内翻，由腓深神经支配。

3. **小腿肌外侧群**：包括腓骨长肌和腓骨短肌，使外翻足，协助足跖屈，由腓浅神经支配。

4. **小腿肌后群**：包括浅层的腓肠肌、比目鱼肌和跖肌，深层的趾长屈肌、胫骨后肌和𧿹长屈肌，可屈趾、跖屈足、屈膝、协助足内翻，由胫神经支配。

二、血管

1. **动脉**

股动脉：髂外动脉→股动脉→股三角→收肌管→收肌腱裂孔→腘动脉，在腘肌下缘分为胫前动脉和胫后动脉。**胫前动脉**在踝关节上方向下续为**足背动脉**，**胫后动脉**在小腿浅深层肌间下行，分出腓动脉、足底内侧和外侧动脉。

闭孔动脉：来自髂内动脉，穿闭膜管至股内侧区，分布于内收肌群和髋关节及股方肌等处。

2. **静脉**

股静脉为腘静脉向近侧的直接延续，在股动脉的内侧，至腹股沟韧带深面移行为髂外静脉，在隐静脉裂孔处收纳大隐静脉。

大隐静脉起自足背静脉弓内侧缘，经内踝前方→股骨内侧髁的后方→隐静脉裂孔汇入股静脉。沿途收集小腿和大腿内侧的浅静脉。有5条高位属支：**腹壁浅静脉、旋髂浅静脉、阴部外静脉、股内侧浅静脉和股外侧浅静脉**。

小隐静脉起自足背静脉弓外侧端，有腓肠神经伴行，汇入腘静脉。大、小隐静脉之间有交通支相吻合，还可借穿静脉与深静脉相交通。

三、淋巴结

1. **腹股沟浅淋巴结**：10～13个，呈"T"形排列，分纵（上）、横（下）两群。收纳脐以下腹壁、臀部、尿道、外生殖器、会阴、肛管下端、子宫及除足外侧缘和小腿后外侧部以外的整个下肢的浅淋巴。

2. **腹股沟深淋巴结**：位于股静脉近侧段及股管内，有3～4个淋巴结，收纳下肢和会阴部的淋巴结，其输出淋巴管注入髂外淋巴结。

四、神经

1. **股神经**：在腹后壁发自腰丛，在腹股沟韧带稍下方，即分成数支，支配耻骨肌、股四头肌、缝匠肌的运动，接受股前内侧区的皮肤感觉。**隐神经**是最长的皮支，位于股动脉前面与其相伴进入收肌管，到达小腿内侧面和足内侧缘的皮肤。

2. **闭孔神经**：来自腰丛，除支配长、短收肌、股薄肌、闭孔外肌和大收肌外，尚发支分布于髋关节和股内侧区上部的皮肤。

3. **坐骨神经**：全身最大的神经，起于骶丛，多以单干形式出梨状肌下孔。在股后下降至腘窝上角，分为胫神经和腓总神经2个终末支。

腓总神经：经腘窝外侧缘→腓骨小头下外方→穿过腓骨长肌深面→分为腓浅神经和腓深神经两个终末支。腓总神经在腓骨小头下外方绕过腓骨颈处，位置较浅，贴骨而行，故易损伤，出现"马蹄内翻足"畸形。

胫神经：为坐骨神经本干的延续，伴腘血管和胫后血管下行，进入踝管分出足底内侧和外侧神经。胫神经损伤可出现"钩状足"畸形。

腓肠神经：由腓肠内侧皮神经与腓肠外侧皮神经的交通支吻合而成，分布于小腿后面下部皮肤，主干伴小隐静脉下行，经外踝后方行向足背外侧缘，改名为**足背外侧皮神经**，分布于足背和小趾外侧缘的皮肤。

下肢的肌群、血管和神经

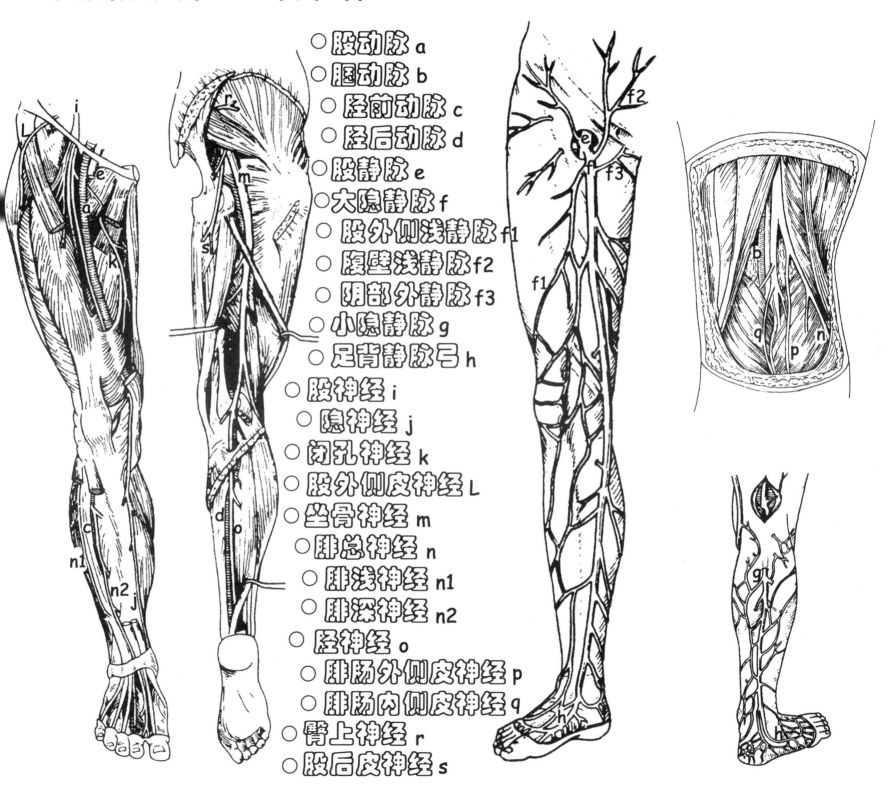

○ 股动脉 a
○ 腘动脉 b
○ 胫前动脉 c
○ 胫后动脉 d
○ 股静脉 e
○ 大隐静脉 f
○ 股外侧浅静脉 f1
○ 腹壁浅静脉 f2
○ 阴部外静脉 f3
○ 小隐静脉 g
○ 足背静脉弓 h
○ 股神经 i
○ 隐神经 j
○ 闭孔神经 k
○ 股外侧皮神经 L
○ 坐骨神经 m
○ 腓总神经 n
○ 腓浅神经 n1
○ 腓深神经 n2
○ 胫神经 o
○ 腓肠外侧皮神经 p
○ 腓肠内侧皮神经 q
○ 臀上神经 r
○ 股后皮神经 s

足　部

一、踝管

1. **构成**：由屈肌支持带、内踝、跟骨内侧面共同围成。

2. **内容物**：胫骨后肌腱及腱鞘、趾长屈肌腱及腱鞘、胫后动、静脉及胫神经、长屈肌腱及腱鞘。

踝管内有疏松结缔组织，是小腿后区通向足底的重要路径。小腿或足底感染时，可经踝管相互蔓延。踝后区的外伤、出血或肿胀均可压迫踝管的内容物，引起"**踝管综合征**"。

二、足肌

足底中间部为足底腱膜（跖腱膜），自足底腱膜向深方发出两个筋膜隔，将足底肌分为内侧群、中间群和外侧群，也可自浅入深分为四层。

足肌	骨骼肌	作用	神经支配
足底第1层	跛展肌	跛趾外展	足底内侧神经
	趾短屈肌	使2～5趾跖屈	足底内侧神经
	小趾展肌	使小趾外展	足底外侧神经
足底第2层	趾长屈肌		
	跛长屈肌		
	足底方肌	趾长屈肌屈趾	足底外侧神经
	蚓状肌	伸2～5趾	足底内、外侧神经
足底第3层	跛短屈肌	屈跛趾	足底内侧神经
	跛收肌	有斜、横两头，内收跛趾，斜头还能屈跛趾	足底外侧神经
	小趾短屈肌	屈小趾	足底外侧神经
足底第4层	骨间跖侧肌3条	内收第3～5趾	足底外侧神经
足背肌	跛短伸肌和趾短伸肌	伸1、2、3、4趾	腓深神经

三、血管和神经

1. 足部的神经

		分布
腓浅神经		足背、跛趾内侧缘、第2~5足趾的皮肤
腓深神经		足背肌，第1、2足趾相对缘的皮肤
胫神经	足底内侧神经	跛侧3个半趾跖侧的足底皮肤
		外展跛肌、跛短屈肌、趾短屈肌和第1蚓状肌
	足底外侧神经	分布于小趾侧一个半足趾跖侧的足底皮肤
		除足底内侧神经支配的以外的足底肌肉

2. **足背动脉**：体表投影相当于两踝连线中点至第1跖骨底之间的连线，主要的分支有跗外侧动脉、跗内侧动脉、弓状动脉和足底深支。

足底内侧动脉供应足底内侧的肌肉、关节及皮肤，**足底外侧动脉**供应1～5趾的相对缘。

下肢思考题

1. 简述坐骨大孔和坐骨小孔的解剖、梨状肌综合征的解剖基础。

2. 大隐静脉的高位属支、下肢静脉曲张的解剖学基础是什么？

3. 胫骨近侧端及腓骨颈骨折可能损伤的结构是什么？

4. 踝管及其内容物是什么？

5. 股疝、"仰趾足""马蹄内翻足"、踝关节扭伤形成的解剖学基础是什么？

足部

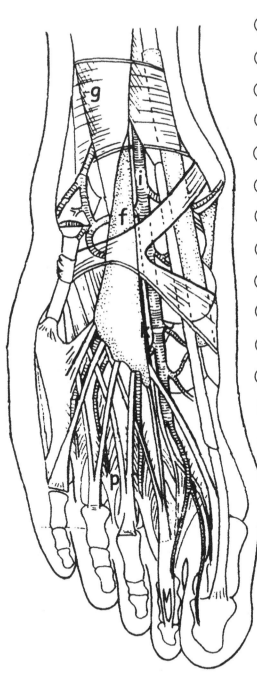

- ○ 胫后动脉 a
- ○ 足底内侧动脉 b
- ○ 足底外侧动脉 c
- ○ 足底弓 d
- ○ 跖足底总动脉 e
- ○ 趾长伸肌及腱鞘 f
- ○ 伸肌上支持带 g
- ○ 屈肌支持带 h
- ○ 足背动脉 i
- ○ 胫后动脉 j
- ○ 腓深神经 k
- ○ 胫神经 L
- ○ 足底腱膜 m
- ○ 趾短屈肌 n
- ○ 蚓状肌 o
- ○ 骨间肌 p

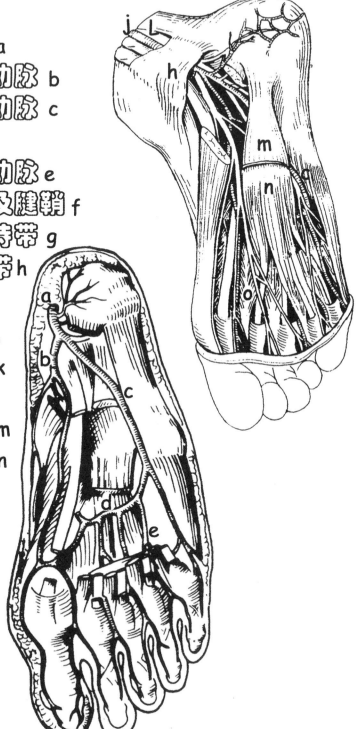

HUITU JUBU JIEPOUXUE

图书在版编目（CIP）数据

绘涂局部解剖学 / 张卫光主编. —北京：北京大
学医学出版社，2017.1
（医学绘涂丛书）
ISBN 978-7-5659-1538-3

Ⅰ.①绘… Ⅱ.①张… Ⅲ.①局部解剖学 Ⅳ.
①R323

中国版本图书馆CIP 数据核字(2017) 第 003811 号

医学绘涂丛书——绘涂局部解剖学

主　　编：张卫光
出版发行：北京大学医学出版社
地　　址：（100191）北京市海淀区学院路 38 号　北京大学医学部院内
电　　话：发行部 010-82802230；图书邮购 010-82802495
网　　址：http : //www.pumpress.com.cn
E－mail：booksale@bjmu.edu.cn
印　　刷：中煤（北京）印务有限公司
经　　销：新华书店
责任编辑：王　霞　赵　欣　　责任校对：金彤文　　责任印制：李　啸
开　　本：787 mm×1092 mm　　1/12　印张：5.5　字数：145 千字
版　　次：2017 年 1 月第 1 版　2017 年 1 月第 1 次印刷
书　　号：ISBN 978-7-5659-1538-3
定　　价：20.00 元